精神病かな？
と思ったときに読む本

認知行動療法リソース・ブック

著
アンソニー・P・モリソン
ジュリア・C・レントン
ポール・フレンチ
リチャード・P・ベンタール

訳
菊池安希子
佐藤美奈子

星　和　書　店

Seiwa Shoten Publishers

2-5 Kamitakaido 1-Chome
Suginamiku Tokyo 168-0074, Japan

Think You're Crazy? Think Again

A Resource Book for Cognitive Therapy for Psychosis

by
Anthony P. Morrison
Julia C. Renton
Paul French
Richard P. Bentall

Translated from English
by
Akiko Kikuchi, Ph.D.
Minako Sato

ほかの人には聞こえない声が聞こえたり、ほかの人には見えないものが見えたりして困っていますか？　ほかの人があなたに危害を加えようとしているのではないか、コントロールしようとしているのではないかと信じていますか？　うまく説明できないけれど何か奇妙なことが起こっているとか、周りで特別な意味を持ったことが起きていると感じていますか？

本書は、あなたが問題を理解し、回復にむけて前向きな変化を起こしていくための効果的な方法をステップに分けて提供する本です。この分野の専門家によって書かれた本書は以下の点で役立つことでしょう。

◎あなたの問題がどのように生じて、何がそれを維持させているのかを理解できるようにします。

◎あなたの体験、それをどのように解釈するか、どのように行動するかのあいだのつながりを明らかにして、その変化を見ていくために、質問紙やモニタリングシートを使います。

◎思考、感情、行動をより良い方向に変える方法を学びます。

◎セッションの間にはワークシートを使ってスキルを練習します。

効果があることが研究で示されているテクニックに基づき、苦痛な精神病を体験している人びとに認知療法がいかに役立つかの具体例が示されている本書は、精神病を持つ方々に多くのものを与えてくれることでしょう。

献辞

ソフとルラへ、
私自身の幸せにできる限りの貢献をしてくれたことに感謝を込めて――ＡＭ

ローリー、トーマス、オリバーへ、
愛と感謝を込めて――ＪＲ

デリア、クロエ、ナディア、ベンへ、
大きな愛を込めて――ＰＦ

エイリン、キーヴァ、フィンタンに捧げます――ＲＢ

はじめに

本書のかなりの部分は、多数の臨床家と研究者の取り組みのたまものです。特に、ティム・ベック氏にはそもそも認知療法を開発してくださったことに対して、またデニス・グリーンバーグ氏とクリスティーン・パデスキー氏にはMind Over Mood（邦訳『うつと不安の認知療法練習帳』大野裕監訳、岩坂彰訳、創元社、二〇〇一）を執筆してくださったことに対して感謝したいと思います。Mind Over Moodは、認知療法セラピストにとっても、患者方にとっても非常に有益なツールであり、本書にひらめきを与えてくれたことは確かです。また、認知療法と精神病の分野における同僚たちにも感謝します。あまりにも多数に及ぶため、お名前を挙げることができないほどです。最後に、私たちのサービスの利用者とそのご家族に対し、感謝申し上げます。彼らは、私たちのアプローチを利用しやすいものするためにはどうするのが一番良いのかについて、長年にわたり多くのフィードバックを提供してくれました。本書がこうした人たちからの支援に十分に報い、本書によって認知療法が、苦痛な精神病体験を持つ人たちにとってより利用しやすいものとなることを願います。本書は、セルフヘルプ本としてではなく、適切な訓練を受けた精神保健の専門家から認知療法を受けている人たちを支援するツールとなるよう意図されています。だからといって、関心があるけれどもセラピーは受けていない人たちは読むべきではない、ということではありません――。ただ、本書は章を読み進めていくときに、あなたに助言と導きを与えてくれる人がいると、最も役に立つ可能性が高いだろうということです。

目次

はじめに……v

第1章　精神病とは何か？……1
精神病とは何でしょうか？……7
診断は重要なのでしょうか？……11

第2章　私の経験は異常なのでしょうか？……14
統合失調症のような精神病の診断はどのくらい一般的なのでしょうか？……15
声が聞こえるというのは、どのくらい一般的なことなのでしょうか？……16
声はどこから現れるのでしょうか？……19
なぜ声に動揺してしまう人がいるのでしょうか？……22

被害的に感じることは，どのくらい一般的なのでしょうか？……24
その他の種類の普通でない信念を抱くのは，どのくらい一般的なことなのでしょうか？……25
妄想的信念は，どこから生じるのでしょうか？……27
どうして自分の普通でない信念に動揺してしまう人がいるのでしょうか？……29
私自身の経験は異常なのでしょうか？……30
私は助けを求めるべきでしょうか？……33

第3章　私は永遠にこのままなのでしょうか？……36

第4章　いったい何が私に起こっているのでしょうか？……43
本当はキャスに何が起こったのでしょうか？……45
問題を理解するために分解する：認知療法のやり方……47
カルビンの経験……51
私はどのような気持ちなのでしょうか？……56
では，思考の役割とは何なのでしょうか？……59

思考（または，どのように出来事を解釈するか）……63
では，自動思考をどのようにして見つけたらいいのでしょうか？……65
行動……67

第5章　あなたの思考を評価する……81
出来事をめぐる心配を検証する……82
声についての心配……86
声が言っている内容についての心配を調べる……90
声があなたに命じる内容についての心配を検証する……94
気持ちに対する影響を評価する……96
代わりのまたはバランスのとれた，自分なりの見方に到達する……99
カルビンによるバランスのとれた代わりの見方……102

第6章　行動を変えることによって自分の思考を評価する……115
あなたは何を明らかにしたいのですか？……117

実験……122
行動実験……125
第7章　役に立つ対処、役に立たない対処……132
精神病に対処する……138
精神保健の問題に関連したスティグマへの対処……139
日常生活への対処……140
代わりとなる対処戦略……141
第8章　自分自身について気分良く感じる……148
なぜ信念は持続するのでしょうか?……152
中核信念をつきとめる……155
中核信念を評価する……162
中核信念ワークシート……164

第9章　良い状態を維持する……167
実際的な応用……172
再発サイン……175
定式化……181
第10章　薬の利用……186
ちょっとした背景事情……190
抗精神病薬の事実……201
抗精神病薬治療に関するいくつかの神話……207
自分の薬の効果を理解する：情報を得る……212
薬が自分の役に立っているかどうかを理解する……214
薬物療法をがんばって続けていく……220
薬をやめる決断……225

第11章　回復……228
カルビンの回復への道のり……229
キャスの回復への道のり……232
あなたの回復への道のり……234
第12章　援助をしてくれるのは誰でしょうか?……248
付録……265
訳者あとがき……278
文献……282
索引……287

第1章

精神病とは何か？

カルビンは、二十六歳の男性です。十八歳のときからほかの人には聞こえない声が聞こえるようになりました。聞こえてくるのは、多くの場合、周りに誰も人がいないときでした。声は、たいてい彼の左側のすぐ近くから聞こえるように感じられますが、時おり額《ひたい》のちょうど裏側から聞こえるように感じられることもあります。声は、一日中いつ聞こえてきてもおかしくないのですが、最も多いのは午後遅くか夕方です。時には十日間も聞こえてこないことがあるかと思えば、続けて何時間も彼を悩ませ続けることもあります。声たちは、大きさも、明瞭さもまちまちです。ぶつぶつと低くつぶやき、いったい何を言っているのかほとんど理解できないこともありますが、まるで誰かが真横に立っているかのようにはっきりと話すこともあるのです。

彼は、声たちについてさまざまな説明を考えてきました。時には、それを神または悪魔のせいにすることもあります。また、別のとき（たいていは精神科医や精神科保健師との定期的な面接の後）には、「自分の脳に何か問題があるから」という説明を受け入れようとすることもあります。しかし、その説明で完全に納得がいくと感じたことはこれまで一度もありません。医師の助言に従い、声を無視しようと努めてきましたが、それは不可能なことが多いのです。声が特に苦痛になると、彼はアパートに戻ってベッドで横になり、ヘッドフォンをして大音量の音楽に耳を傾けることで対処しようとします。

声たちは、いつもそこまで彼を苦しめてきたわけではありませんでした。最初に始まったころは実際、かなり心地良かったのです。声たちは、彼が子どものころに性的虐待を受けたつらい時期について話しかけてきて、それは彼が悪かったわけではないのだから、何も恥ずかしく思うことはないと言ってくれたのです。声が聞こえる体験が普通ではないとなんとなくわかっていたので、彼はそれを自分の胸に秘めておきました。声たちは、特に落ち込んでいるときに現れては励ましてくれたものでした。

しかし、カルビンが二十二歳のとき、雇い主とけんかをしたことからすべてが一変しました。その雇い主は、人種的偏見から彼をいじめたのです。何カ月もの拷問のような苦しみの末、とうとうキレたカルビンは雇い主に食ってかかり、殴ってしまいました。雇い主は警察を呼びました。

聴取を受けたとき、彼は（今思うと、おろかにも）例の声について初めて率直に打ち明けました。彼を診察するために警察署に呼ばれた医師に話をしたのです。その結果、精神保健法の第二十二条のもとで強制入院させられ、無理矢理に抗精神病薬を初めて身体に入れられることになりました。それは恐ろしい体験でした。最初、彼はその薬の服用を拒否したため看護師たちに押さえつけられ、尻に注射をされたのです。痛い注射でした。この出来事はひどいトラウマとなり、幼少時代の経験のいくつかを思い出させました。とりわけ、養護施設に住んでいたときに苦しんだ暴力と虐待の記憶をよみがえらせたのです。

入院後、カルビンの声たちはますます批判的になっていきました。今では彼の悪口を言ったり、直接的に批判してきたりすることが多くなったのです。この数年、彼は薬を飲んだりやめたりしてきました。しかしながら、精神科保健師の訪問が頻繁になったことによって、この数カ月についてはかなり定期的に薬を服用していました。彼は、治療について複雑な気持ちを抱いています。というのも、声たちに本当に消えてほしいと思っているのかについて確信が持てないのと（奇妙なことに、声たちが長らく聞こえないと彼は退屈し、寂しく感じることがしばしばあるのです）、薬を服用するととても無気力でやる気がなくなり、感情が平板化したように感じられてしまうからです。

精神科サービスを利用している多くの人たち、そのような人たちの世話をしている家族や精神保健の専門家にとって、カルビンの経験は非常になじみ深いものに感じられることでしょう。このようななじみ深さにもかかわらず、カルビンの経験は現実との接触を失ってしまった心の不可解さの証明のようにも感じられます。声が聞こえる人たちがおびやかされたように感じ、自分が完全な精神異常へと続く危ない橋を渡っているのではないかと恐れることはよくあることです。実際、カルビンも時おり、自分がゆっくりと悪化してきているのではないかと感じたことがありました。そして、何年か前に徐々に認知症になり、結局は亡くなってしまった年老いた叔父と自分とを比べました。友人や家族も、いったいカルビンは将来、どうなってしまうのだろうかと恐れています。特に、母親は彼が暴力的になり、抑制が利かなくなるのではないかと心配しています。というのも、彼女は定期的にテレビのニュースを見ていて、精神病患者がほかの人を襲い、時にはまったくの赤の他人を殺すこともあるという多くの報道を目にしてきたからです。

長年にわたってカルビンをみてきた精神科スタッフは、この点で必ずしも助けになってくれたわけではありませんでした。彼を診察してきた精神科医の何人かは、彼が「統合失調症」にかかっていると言い、また別の精神科医は、彼は「妄想性精神病」だと言いました。しかしながら、そうした診断名の意味を説明してくれた精神科医はいなかったのです。さまざまな精神科医の意見が、互いに完全には一致していないようだという事実は、提供される治療に対する彼の不信感にますます拍車をかけました。事態をさらに混乱させているのは、同じ診断がついているほかの人たちの問題が、自分とはずいぶん異なることにカルビンが気づいていることです。

キャスは、四十一歳の女性で、成長した子どもが二人います。生涯の半分以上にわたり、精神科サービスを利用してきました。彼女の問題が始まったのは、二十二年前、ちょうど最初の子どもであるスティーブンが生まれた直後でした。そのころから社会福祉局が自分のことをひそかに探っていると信じ始めたのです。彼らが、息子を連れ去る計画をしているのではないかと恐れた彼女は、自宅から離れるのを拒否しました。そうこうしているうちに彼女の恐怖は遠のき、二年後には二番目の子どもである娘のクレアを出産しました。

二人目の子どもの出産後、キャスの恐怖はすべてぶり返し、かつてなかったほどに深刻化しました。ソーシャルワーカーが自宅の窓やテレビの中から様子をうかがっていると確信した彼女は、カーテンを閉め外出を拒みました。わが子を奪い取られてしまうといけないからです。彼女は、電話に出ることさえ拒みました。保健師が子どもたちの様子を確認しに訪れた際、家の中に入ることを拒否されたため精神科医が呼ばれ、キャスはとうとう精神科病棟に入院することになりました。当然ながら、この経験は、キャスの恐怖を一層強めただけだったようです。ご主人（彼は一人で子どもたちの世話をすることができました）や病棟看護師がどんなに大丈夫だから安心するようにと言っても、微塵《みじん》も役立つようには感じられませんでした。

キャスの困難は何年も続いており、今や警察が地元の社会福祉局と結託して彼女の起訴をたくらんでいると確信しています。彼らはキャスがごくまれに外出した機会に自宅に入ってきては、装飾品や小さな家具などの配置を変えて、自分たちが見張っていることを彼女に思い出させようとするのだと信じています。キャスは、数少ない外出のときでもうつむいたまま、警察に心を読み取られないように舗道を見つめて頭の中で数をかぞえます。

二十年以上にもわたるこうした苦しみの末、キャスとご主人との関係は、これまでになく悪化してしまいました。ご主人は、彼女が不十分な母親であったこと、そのために子育ての負担を自分が負わなければならなかったことを、ことあるごとに彼女に思い出させるのです。そして、そもそも自分が彼女と結婚してあげたことに対しておおいに感謝すべきだとも言います（キャスが妊娠していることがわかり、急いで結婚したのです）。父親が母親のことを良く思っていないことをあたかも支持するかのように、スティーブンとクレアは、母親に会うのがどれほど負担かをほとんど隠そうとしません。同じ街に住んでいるにもかかわらず、せいぜいひと月に一回しか訪ねないのです。

カルビン同様、キャスにも現在に至るまでさまざまな診断がつけられてきました。そのなかには、「産褥期《さんじょくき》精神病」（スティーブンを生んだ直後につけられた診断）や「精神病性うつ病」「妄想型統合失調症」も含まれています。彼女は、カルビン以上に自分に起こったことを精神科スタッフが本当に理解しているとは納得できていません。抱えている困難についての説得力のある説明がないため、自分は何らかの陰謀の犠牲者であるという持続する信念にますます拍車がかかってしまったのです。

精神病とは何でしょうか？

カルビン、キャスおよび彼らによく似た世界中の何百万人という人びとが苦しんでいる問題を説明するために、多くのラベルが用いられてきました（例えば、「統合失調症」「パラノイア」「精神病」）。精神科治療を受けている多くの人たちにとっての問題のひとつは、これらの用語の解説や精神医学的治療から何を期待できるのかについての説明を簡単に手に入れられる情報源がないということです。インターネット上にはいくつか有益なサイトがありますが、読むのが大変なものがほとんどですし、さまざまなサイトが時として互いに矛盾しているように思われることもあります。精神疾患についてのわかりやすい情報を提供する本はほとんどありません。運が良ければ、患者のしている経験について説明することに時間を割いてくれる精神科医、心理士、あるいは精神科看護師を見つけられることもあります。しかし、過重労働の精神科サービスは、いつもこうした助けを提供してくれるとは限りません。このことは、私たちが本書を執筆する理由のひとつとなりました。

精神保健の専門家が患者たちの困難について語るときに使うさまざまなラベルは、精神科医や心理士たちが、患者の体験している症状をなんとか説明しようとする歴史の中で生まれてきたということを覚えておくと役に立つかもしれません。ですから、精神保健の専門家がいろいろな用語を使うとき——例えば、ある看護師はある患者について「精神病」をわずらっていると話し、別の看護師はその同じ患者について「統合失調症」に苦しんでいると話をするときでも——通常、意味していることに何らの不一致も存在しないのです。単に、片方の専門家が、もう一方の専門家とは異なる用語を使うのが好きだというだけです。したがって、精神科医や心理士、看護師が患者について話すときに使う用語については、心配しすぎないことがだいじです（ただし、患者の困難を引き起こしている**原因**については、専門家の意見が食い違うことがあります。このことについては本書の中でも後で取り上げます）。

カルビンとキャスが経験したたぐいの問題を表すために用いられる最も広い用語は、**精神病**（あるいは「精神病性障害」）です。精神病は、単にその患者が少なくともある程度、現実との接触が途絶えているように見えるようなタイプの問題を抱えていることをおおざっぱに意味します。現実との接触が途絶えていると診断されるのは、患者に普通とは異なる知覚がある（例えば、カルビンの症例のように声が聞こえる）か、ほかの人には奇妙で根拠がないように感じられる信念（最も多いのは、キャスの場合のように何らかの悪意のある陰謀が計画されているという恐怖をもたらす信念）のいずれか一方、もしくは両方を抱いていることが理由です。精神病を抱える患者は、ほかの感情面の問題にも苦しんでいることがあります（例えば、生活上必要な事柄に対処するのが難しかったり、ひどい抑うつ状態にあったりします）。また、よくあるのは、自分自身や世界に対するとらえ方が変化してしまうという体験です。普通でない考えに取りつかれてしまい、その結果、引きこもるようになることもあります。しかしながら、通常はその普通でない体験と信念があるがゆえに、精神病であるといわれることになるのです。

ここでは、精神病のおもな症状を表すために用いられる二つの用語を紹介するのが役立つでしょう。カルビンは、実際には存在しない人びとの声が聞こえるという経験をしました。この種の経験は、(後に本書で見ていくことになりますが) 驚くほど一般的で、**幻覚**として知られています。幻覚の中で最もよくあるタイプは、カルビンの場合のように声の幻聴です。しかし、そこまで一般的でなくても、幻視 (自分には悪魔が見えると信じている青年の例のように、現実にはそこに存在しないものが見えること) や触覚性幻覚 (例えば、ほかに誰もいないときに誰かに触れられているような感覚)、幻臭 (ほかの誰も気づかないような匂い) を経験することもあります。

妄想というのは、ほかのほとんど誰にとっても信じ難く、奇妙で荒唐無稽《こうとうむけい》にさえ思えるような内容でありながら、それに反するはっきりした証拠に直面しても強く確信されているような信念を指して、精神科医や心理士が使う用語です。妄想の最も一般的なタイプは、**被害**妄想です。例えば、キャスのようにこの種の信念を抱いている人たちは、自分に対する何らかの陰謀が存在しているのではないかと恐れます。しかし、ほかの種類の普通でない信念が原因で精神科に支援を求めるようになる人びともいます。例えば、自分には超自然的能力や巨大な富があると信じていたりします (そのせいで、後になってくやむようなことをしてしまうのです)。あるいは、とうていあり得ないような罪を犯してしまったと感じていることもあります。ここで強調しておきたい重要なことは、概して人は、突然降ってわいたように普通でない信念を抱くようになったりはしないものだということです。ほかの人たちにとっては風変わりで信じ難く思われるような信念であっても、通常本人にはその信念を抱くもっともな理由があるのです。もちろん、だからといってそれらの信念が、起こっていることを正確に反映しているというわけではありません。

診断は重要なのでしょうか？

「精神病」という広い用語については、精神保健専門家のあいだでおおむね合意が得られていますが、より特定的な診断名が使われるときは、事はいささか複雑になります。診断を正確に定義しようとする精神科医や心理学者の試みにもかかわらず（例えば、各診断に関連する症状を定義しようとしてマニュアルを執筆するなど）、いったいどのくらいの種類の精神医学的障害が存在し、それらにどのような名称をつけたらいいのかについては、意見の不一致が依然として残っています。

精神病的な状態を記述するためにしばしば用いられる用語のひとつが、**統合失調症**です。統合失調症をわずらっていると診断される人たちには、通常、幻覚と妄想のどちらか一方、あるいは両方が見られますが、彼らは、ほかにも困難を抱えています。例えば、こうした人たちは動機づけが低く、感情が平板化し、ほかの人との接触を極力避けることがあります。明瞭な話し方ができないこともあります。情緒的な苦痛を感じているときには特にそうなります。統合失調症と診断される人たちは、とても不幸な気分でいることも多いのですが、経験される最も主要な問題が気分に関連しているときには、統合失調症の診断は通常つけられません。

気分の問題が優勢である場合は、**躁うつ病**または**双極性障害**の診断名がしばしば用いられます（この二つの用語は同じことを意味します）。これらの診断を受ける人たちは、極端な落ち込みの期間と、**躁的**な気持ち（過度にハイであると同時にイライラし、パニックになりやすい）の期間を経験します。しかし、躁うつ病または双極性障害をわずらっていると診断される人たちでも、精神病性の体験（幻覚と妄想）をすることがあり、特に躁病のときに起こりやすいようです。

明らかな統合失調症とも明らかな躁うつ病ともいえないような、困難の入り混じった状態を経験する人たちが多いこと、および精神科医や心理士のなかには、統合失調症と躁うつ病が本当に別々の状態なのかどうか疑問に思っている人もいるということから、患者が持続性の精神病症状と、持続性の気分の問題の両方を持つ場合には、**統合失調感情障害**という診断がしばしば使われます。

パラノイアという用語は、典型的には本人が被害的な信念を抱きながらもほかの精神病体験は経験しないときに用いられます。今日の多くの精神科医は、このような状況を**妄想性障害**と呼ぶことを好みます。さらにややこしいことに、多くの症状があって、そのなかでも被害妄想に基づく恐怖が最も深刻な場合には、**妄想型統合失調症**をわずらっていると診断されることがときどきあります。

　患者本人とその友人や家族の両方が心に留めておくべき重要なことは、精神医学においては、一般診療科に比べて診断名はさほど重要ではないということです。「統合失調症」と「パラノイア」といった精神科診断は、「心不全」と「糖尿病」のように完全に異なる疾患を表しているわけではありません。診断の境界をめぐっては意見の不一致が存在しますし、患者の困難が時間経過とともに変化することもありますので、ある人がある時点では一つの診断を受けても、何カ月か何年か後に別の医師によって、二つ目あるいは三つ目の診断がつくことさえ、結構よくあることなのです。

　このような理由から、精神病を抱える人たちを援助する際、精神科医、心理士および看護師は、それぞれの患者が経験する独自の問題の組み合わせを評価し、理解するよう試みるべきです。このアプローチをとると、患者の問題の由来を理解しやすくなりますし、うまくいけばニーズを満たす介入を考案しやすくなります(1)。

第2章

私の経験は異常なのでしょうか？

本章では、いかに精神病の体験が、正常で健康的な機能との連続線上に（幅を持って）生じていると考えられるかを説明することにしましょう。(2)「正気」と精神科の障害とを分離する明確な線が存在しないことを明らかにしていきたいと思います。この観察結果が重要なのは、精神病の問題を持つ人たちがほかの人たちとさほど違っていないことがはっきりするからです。実際、後の章で見ていくように、精神科的な問題をわずらっている人たちが経験する困難は、私たちの誰もが持っている傾向の極端なかたちであると考えることができます。

前章で紹介したように、カルビンは十八歳のときから声が聞こえている二十六歳の男性です。声はポジティブな経験として始まり、彼に支援とアドバイスを与えてくれていました。ところが、カルビンが二十二歳のときに強制入院させられ、意に反して薬を注射されたときから、声たちはネガティブになり始めました。今、彼は声たちがこの事件以降、批判的でネガティブになったと語っています。彼はそのころ、初めて自分が統合失調症をわずらっていることを伝えられました。

統合失調症のような精神病の診断はどのくらい一般的なのでしょうか？

先述したように、カルビンとキャスは、二人とも統合失調症の診断を受けています。同じような体験を持つ人たちの多くが、この診断や似たような診断を主治医から受けています。従来の医学的見解によれば、統合失調症は最も一般的な精神病性障害のひとつであり、一般人口のおよそ一％が生涯の何らかの時点でこの障害をわずらっているといわれています。これは、イギリスだけでも約六十万人の人びとが統合失調症の診断を受けることを意味します（アメリカの場合、その数字は三百万人弱）。同様の比率は、ほかの精神病性障害にも当てはまります――双極性障害（または、躁うつ病）は、一般人口の二％にのぼる人が罹患し（ということはイギリスでは百万人強、アメリカでは約六百万人）、また統合失調感情障害に罹患する人は、およそ〇・五％にのぼります（イギリスでは約三十万人、アメリカでは約百五十万人）。精神病性うつ病や妄想性障害といったほかの精神病性障害も含めれば、イギリスにおいてゆうに二百万人を超える人たちが精神病性の病気に罹患し、結果的に精神保健サービスに支援を求めるに至ることを意味します。

声が聞こえるというのは、どのくらい一般的なことなのでしょうか?

先週、カルビンが道路を歩いていると、「彼に外出を許すべきじゃない。誰かが彼を捕まえるべきだ」という声が聞こえてきました。彼は周りを見回しましたが、誰もいませんでした。昨日、彼がテレビを観ていると、「ニュースのアナウンサーがおまえのことについて話している」と言う声が聞こえました。彼が「ポップの頂点」という歌番組を観ようとテレビのチャンネルを変えると、その声は「テレビで今、おまえのことを歌っている」と言ったのです。

周囲に誰もいないとき（あるいは、少なくとも彼に聞こえている言葉を話していると思われる人物が誰もいないとき）に声が聞こえるというカルビンの経験は、実際よくあることなのです。話の内容が、近所の人やテレビやラジオ、通りすがりの人たちから聞こえてくるように感じられることがあります。幽霊から聞こえてくるように感じられることさえあります。かと思えば、どこからともなく聞こえてくるように感じられることもあります。声は背後から、あるいは壁を通して聞こえるように思えることもあれば、スピーカーを通して聞こえてくるように感じられることさえありま す。声はじつにリアルに感じられることが多く、時には大音量にもなりえます。叫ぶようなこともあれば、ささやくように話すこともあるのです。

声は、ありとあらゆることを話す可能性があります。声が話す内容は、人の気持ちを動揺させるものではないことも時にはあります。とてもポジティブで支援的なこともあるのです。しかし、人によっては、声が不安をかき立てたり脅したり、虐待的になることもあります。たとえ声が聞こえても、それによって気持ちが動揺しないならば、何もそれを問題と考える理由はありません。しかし、なかには声が聞こえるという経験によって不安に駆られる人もいます。声たちが、聞いている本人について話しているように聞こえることもあります。当人のしていることや考えていることについて述べることすらあります。このタイプの経験は、人を非常に当惑させる可能性があります。なぜなら、いったいどうしてその声たちがこのような個人的なことを知っているのかと、理解し難く感じられることがあるからです。声が無礼だったり虐待的だったりするときには、特に苦痛に感じられるでしょう。声は時おり、聞き手をののしったり、ひどいことをするように言ったりすることもあるのです。

声は、それなりの環境下に置かれるとほとんど誰でも経験し得る、正常な心理学的現象であることを裏づける根拠がいくつかあります。幻覚は、ドラッグ（例えば、大麻、LSDおよびコカイン）や、長期にわたる大量の飲酒の後に断酒をすることによって誘発されます。幻覚体験（人の姿が見えることと声が聞こえることの両方）を引き起こすように思われる、特定の生活上のストレスもあります。死別などがその例です。例えば、ある研究では、伴侶を失った高齢者の八〇％以上が、伴侶の死後一カ月以内に幻視や幻聴（伴侶の姿を見たり、声を聞いたり）を経験していることが明らかになりました。(3)

調査は、一般人口の一〇～二五％が少なくとも一回は幻覚を経験したことがあることを示唆しています。精神病の経歴をまったく持たない、一千人を超える人たちについての最近の研究は、これらの人たちの一六％が声を聞いたことがあることを明らかにしました――この数値は、イギリスでは約一千万人およびアメリカでは約四七〇〇万人の人びとが声を聞いた経験があることを示唆しています。アメリカの一万七〇〇〇人の成人に対する非常に大規模な面接調査は、(4)一年間に一般人口の四～五％が、幻覚を経験することを明らかにしました――この数値は、イギリスでは約三百万人（およびアメリカでは一五〇〇万人近く）が毎年声を聞いていることを示唆しています。

大学生における声の出現を調べた研究からは、学生の多く（三七～三九％）がこのような現象を報告している一方で、これらの経験が精神保健上の問題とは関連がないことが明らかになりました。ある調査からは、対象となった三五七人の学生のうち七一％が、目が覚めている間に何らかの短い言語的な幻覚を経験したことが明らかになりました(5)。

これらの発見をさらに支持する結果が、オランダ人の社会精神医学者、マリウス・ロムの研究から得られています。彼は、テレビでの要請に応じてくれた一七三人の幻聴経験者うち、三九％は精神医学的ケアを受けていないことを明らかにしました(6)。これらの結果を考え合わせると、声が聞こえるということは、医師が通常予測するよりもはるかに一般的な経験であり、必ずしも精神医学的治療を必要とすることにはならないことがうかがえます。

声はどこから現れるのでしょうか？

カルビンに声が聞こえるようになったのは、十八歳のときからでした。その直前、彼は子ども時代の性的虐待の事件を思い出し始めました。彼は、これらの記憶を非常にストレスに感じ、眠れなくなってしまいました。眠りにつきやすいように、また日中もっと穏やかな気持ちになれるようにと願って、彼は大量の大麻を吸い始めました。声が聞こえ始めた当初、彼はそれらの声が支援的なことを言ってくれることに気づきました。「君は大丈夫だよ」「あれは君のせいじゃなかったんだよ」などと言ってくれたのです。あの声は超自然的な友人かもしれない、僕のことを守ろうとしてくれていると彼は思ったのでした。

声が聞こえるようになる始まりには、数多くの要因が関連しているように思われます。[7] そして、これらのうちいくつかは、カルビンの症例にも存在しました。そのなかには次のものが含まれます。

◎最近、死別を経験した。
◎子ども時代、または成人になってから、性的虐待を経験している。
◎その他の種類の深刻なトラウマの経験（身体的暴行、戦闘、または誘拐、など）がある。
◎独房監禁。
◎不眠。
◎ある種のドラッグ使用（スピード、コカイン、大麻またはＬＳＤなど）。
◎ひどい発熱、またはその他の身体疾患。
◎今にも眠りに落ちてしまうか、それとも目が覚めるかの瀬戸際でウトウトしている。

マリウス・ロムは、彼が診察した患者の大多数で、トラウマとなる出来事の後に続いて声が発現したことを報告しました。そして、声が聞こえるというのは対処プロセスの一環ではないかと提唱したのです。これはたしかに、カルビンの声の発現に対するひとつの見方でしょう。

信じ難いかもしれませんが、ほかの誰にも聞こえない声というのは、時としてほかの音の誤解であることがあります。自分自身の思考の誤解が含まれていることもあり、そのためまるで人が声に出して話をしているかのように聞こえるのです。その場合でも、必ずしも自分の声のように聞こえるわけではありません。誰かほかの人の声の記憶であることもあります。男性の声や女性の声のこともあれば、子どもの声ということさえあります。これを理解するための最も簡単な方法は、夢について考えることです。夢の中で、私たちはほかの人たちが話をしているのを聞くことがあるでしょう。まざまざと思い浮かべる、あるいは経験することができる音の例はほかにもあります。ほかの人が話をしているという記憶や、自分がよく知っている人との会話を意図的に想像するとき、あるいはラジオで聴いた曲が頭から離れないときなどです。こうした例は、私たちが特定の環境下では、自分自身の思考をあたかもそれがほかの人の声であるかのように経験し得ることを示しています。このようなことは、睡眠障害の後、ストレスにさらされているとき、あるいはドラッグを使ったときといったある特定の環境で生じる可能性が最も高いようです。

この説明を支持する多くの研究結果があります。例えば、脳スキャンは、人が幻声を聞いているとき、通常は発話をコントロールする脳の領域で活動がみられることを示しています。(8) ほかにも、幻声が聞こえているときには発話をつかさどる筋肉が動いており、それは自分に話しかけたり、内心で言葉を使って考えたりするときにみられる筋肉の動きにかなり近いことを示した研究もあります(この現象は**無音声化**：subvocalizationと呼ばれ、私たちが黙読するときや静かに祈るときに起こることに近い現象です)。最後に、意図的に無音声化をすると(心の中で数をかぞえたり、詩を暗唱したり、クロスワードをしたりするなど)、幻声が中断され、多くの場合は完全に聞こえなくなることを示す研究もあります。したがって、幻声はしばしば誰かほかの人またはものから聞こえているかのように経験される、「内言」(または自分自身の思考)であるように思われます。

なぜ声に動揺してしまう人がいるのでしょうか？

カルビンは、入院させられ、意に反して薬の服用を強制されたときから、声に動揺するようになりました。この時点で、声は支援的なものから、虐待的で批判的なものへと変化しました。「彼は狂っている」「彼は二度と退院できないだろう」「誰か彼を思いっきり蹴飛ばしてやれよ」というようなことを言うのです。彼は、その声が実際は彼の近所に住む人たち、または病棟の他の患者たちで、人種を理由に彼を傷つけようとしているのではないかと心配し始めました。

声が聞こえながらもそれらをまったく苦痛に感じず、実際にはその経験を貴重なものと考える人は大勢います。しかし、なかにはそれらの声に極度に動揺してしまう人もいます。これは、生活環境が変わったり、ストレスが増加したりした結果かもしれません。カルビンの場合もこれに当てはまっていたのでしょう。というのも、精神科病院に入院することは非常に恐ろしい経験になることがあるからです。声が、誰か強力な人からか、もしくは自分に害を与えるつもりの人から発せられていると信じていれば、それが非常に苦痛なものとなり得るのは容易に理解できます（カルビンの場合、近所の人たちが彼に危害を加えたがっていると確信したときに動揺したのは、驚くに値しません）。

人によって、声が言う実際の内容によって動揺する人もいれば（カルビンの声は明らかに人を脅すものでした）、その声が非常にわずらわしく、集中したり会話をしたり、あるいは眠るといったことの妨げとなるという理由で動揺する人もいます。声が聞こえるという体験がなぜ人を動揺させかねないのか、その理由は後の章のなかでより詳細に解明していくことにしましょう。

被害的に感じることは、どのくらい一般的なのでしょうか？

すでにお話ししたように、キャスは、二人の成人した子どもを持つ四十一歳の女性です。彼女は、最初の子どもの誕生以来、二十二年間精神科サービスを利用してきました。当時、彼女は社会福祉局が彼女の息子を保護するために情報を得ようとしてひそかに探っていると信じていました。彼女はこのエピソードには対処しましたが、二年後、娘のクレアが誕生するとこれらの信念の再発に苦しんだのです。キャスの困難は長年にわたり続きました。そして今、彼女は警察が社会福祉局と結託し、彼女を起訴しようと計画していると信じています。彼らは、彼女が外出するめったにない機会に自宅に入ってきては、装飾品や小さな家具などの配置を変えており、それは見張られていることを彼女に思い出させるためだと信じています。その結果、彼女はめったに家を出なくなってしまったのです。

医師が「妄想」と呼ぶであろう考えや信念も、統合失調症に非常によくある症状です。最も一般的なタイプは被害妄想です——これは、誰かが自分を故意に傷つけようとしていると人が信じるときに生じます。統合失調症と診断された人の六〇％以上がこのような信念を抱いています。
この種の信念は、一般人口においても非常に一般的にみられます。[9] 例えば、研究からは精神保健サービスを利用した経歴がまったくない人たちの約二五％（これは、イギリスで約一五〇〇万人、アメリカで約七四〇〇万人に相当します）が、誰かが自分を迫害していることにかかわる思考を抱いていることが明らかになっています。そして、約一〇％（イギリスで約六百万人、アメリカで約三千万人）が、自分に対する陰謀が存在するという思考を抱いていることが明らかになっています。もちろん、ほとんどの人は不当に嫌われているのではないか、という気持ちをたまには抱くものです——例えば、他人でいっぱいの部屋に入るときなどです。

その他の種類の普通でない信念を抱くのは、どのくらい一般的なことなのでしょうか?

カルビンは、テレビやラジオに出演している人たちが自分のことを話しているのではないか、と心配になることがときどきあります。

普通でない信念には、ほかにもたくさんの種類があります。統合失調症の診断を持つ人たちにおけるこれらの信念のなかで最も一般的なものは、関係妄想です。関係妄想に駆られると、人はほかの人、テレビやラジオ、雑誌や新聞が、自分のことについて語っていると心配します（統合失調症の患者の約七〇％に認められます）。させられ妄想も一般的です。患者の約五〇％に認められます。この妄想のなかで、人は自分の行為が誰かほかの人やもの（例えば、神、悪魔、異星人またはほかの人たちなど）にコントロールされていると信じます。そのほかに、一般的によくみられる普通でない信念には、自分の考えていることが伝播されていると考える、何らかの思考が自分の頭の中に入り込んでいると考える、自分はある使命のために選ばれた、または何らかの点で自分は非常に特別であると考えるなどがあります。

イギリスの六万人の成人についての調査からは、非科学的または超心理学（訳者注：テレパシーなどの心霊現象を扱うもの）的現象を信じる気持ちは、かなり一般的に存在することが明らかになりました。[10] 例えば、調査対象者の五〇％が、二人の人物間の思念伝達（テレパシー）を信じ、二五％が幽霊の存在を信じていました。ほかの研究からは、人びとの三〇％から八〇％が、医師がしばしば妄想的と説明するいくつかの考えにある程度同意することが明らかになっています。例えば、ある研究[11]では、「自分のことについて、ほかの人がそれとなく何か言っている」と信じている人が四二％（イギリスでは約二五〇〇万人、アメリカでは約一億二四〇〇万人）、テレパシーを信じている人が四六％（イギリスの約二八〇〇万人、アメリカでは約一億三六〇〇万人）、そしてテレビまたは雑誌が特別なメッセージを個人的に自分に宛てていると信じている人が五％（イギリスで約三百万人、アメリカでは約一五〇〇万人）いることが明らかになりました。

妄想的信念は、どこから生じるのでしょうか？

普通でない信念の発現にはストレスが何らかのかたちで一端を担っているようです。また、その人のいる文化や一般的な信念体系も一役買っている可能性があります。例えば、宗教的教育を受けてこなかった人が悪魔にコントロールされることについて心配するとはまず考えられません。また、それまで地球外生命体の存在を一度も信じたことがなかった人が、自分の頭の中に異星人がビームで思考を吹き込んでいると心配するとは考え難いでしょう。

心理学者は、一般に普及している信念とは裏腹に妄想が絶対の確信を持って抱かれてはおらず、また妄想にどのくらい動揺させられるか、どれほどの時間それについて考えるか、どの程度その思考に抵抗しようと努力するかという点で、さまざまに異なっていることを明らかにしました。[12] また、妄想的信念を経験している患者たちは、結論に飛びついてしまう傾向があり、性急で、過剰な確信度を伴う推論スタイルを持っていることも明らかにされています[13]。これは、言い換えると普通でない信念を持つ人たちは、出来事の原因について非常に早急に決断し、出来事について最初に心に浮かぶ説明に固執する傾向があるということです。とりわけ、被害妄想的信念は、人がネガティブな生活経験を他人のせいにするときに生じる傾向があることがわかっています[14]。そして、このような推論のスタイルは、低い自己評価から自分を守るのに役立っているかもしれないと考えられていますす（何か自分にうまくいかないことがあるときに、それを誰かほかの人のせいにすると自分自身を責めないですむからです）。

キャスの場合、わが子を心配するあまり何らかの点で自分は罰を受けるにふさわしいと感じるようになってしまったのかもしれません。何か良くないことが起きているときに、それを警察と社会福祉局のせいにすることで、彼女はある意味、自分自身を責めることを避けている（そして、それによって自己評価を守ろうとしている）のかもしれません。また、頭上をヘリコプターが飛んでいたときに社会福祉局からの手紙を受け取るといった偶然の一致に対して、たまたま最初に頭に浮かんだ「警察や社会福祉局に絡む陰謀が存在する」という考えを信じることで理解したのかもしれません。ほかの人なら、このような考えは単なる非現実的思考であるとして無視してしまったかもしれません。しかし、彼女はその思考スタイルゆえにこの説明にあくまで固執してしまったのでしょう。

どうして自分の普通でない信念に動揺してしまう人がいるのでしょうか？

普通でない考えをめぐる研究の一つで、[15]次のことが明らかになりました。それは、精神科病棟の患者を一般社会の人たちから区別するものは、思考の内容ではなく、むしろ確信度（自分の信念は真実であると、当人がどれほど信じているか）、苦痛および没頭（当人がそれについて考えるのをどのくらい止められないか）の程度であるということです。これは、精神病の患者と一般人口の間を区別するものはその思考それ自体ではなく、このような思考がどのように解釈されるかであることを示唆しています。言い換えると、普通でない思考により多くの関心を払えば払うほど、自分の思考が真実に違いないとより強く確信すればするほど、そしてその考えを重要視すればするほどより苦しくなり、精神科に支援を求めるようになる可能性が高いということです。

キャスの事例では、彼女は社会福祉局と警察が彼女を迫害しようとしていると、ほぼ九〇％の確信を持って信じていました。そのため、そのことについてかなりの時間考えをめぐらせていました――結果として、彼女は頻繁に動揺していました。もし、彼女がこれらの考えを起こりそうもないこととしてとらえ、それらを心から追い払うことができたなら、それほど苦しめられることもなかったでしょう。後の章では、どうすれば彼女がこの域まで達するのに役立つスキルを身につけることができるのかについて、詳しくみていきたいと思います。

私自身の経験は異常なのでしょうか?

本章および後の章の中で、あなたにはいくつかのエクササイズを実行していただきたいと思います。それらは、あなたが経験してきた精神病の問題に対処するのに役立つかもしれません。

あなたは本章で述べられているのとよく似た経験をしていますか? もしそのような経験があるとしたら、それはどのようなものですか? (表2・1に記入欄)

このような経験は、どのくらい一般的だと思いますか? この章に書かれている情報に基づいて判断してください(表2・1に記入欄)。

表2・1　私の体験はどのくらい一般的だろうか

あなたの経験または信念	
一般人口のなかで，よく似た経験を持つ人たちは何％くらいいると思いますか？	
この国ではどのくらいの人たちがこの経験をしたことがあるでしょうか？（日本の全人口は約1億2700万人です）*	

（*訳者注：原著では「イギリスの全人口は約6000万人です」）

あなたが初めてこれらの経験をしたとき、その始まりに関連している要因（もしかすると、ほかの人たちが気づいたかもしれません）が何かありましたか？（当てはまるものがあれば印（✓）をつけてください。）

□死別
□子ども時代の性的虐待
□成人後の性的虐待
□子ども時代の身体的虐待
□成人後の身体的虐待
□深刻な情緒的虐待またはいじめ
□戦闘または誘拐
□独房監禁または社会的孤立
□不眠
□ドラッグ使用（スピード、コカイン、大麻、エクスタシーなど）
□幻覚剤の使用（マジックマッシュルーム、ＬＳＤなど）

□ひどい発熱またはその他の身体疾患

私は助けを求めるべきでしょうか？

もしも、普通でない体験がこれまでの研究が示唆しているくらい一般的なものならば、この種の体験を持つ人たちの多くは助けを求めることなく、完全にうまくやっていけているということになります。自分の体験に対して助けを求めるかどうかを決定するにあたって、以下の質問がおそらく参考になるでしょう。

1　「私はどのような気持ちなのだろうか？」　もし、その体験によって不安になったり、怒ったり、悲しんだり、苦しい気分になっているとしたら、そのときは自分に何が起こっているのかを振り返り、その問題について助けを求めることについて考えてみる価値があるでしょう。あるいは、あなたは自分の力で困難を解決するステップをとろうと決めるかもしれません。

2　「私は、やりたいことをやれているだろうか？」　友達に会ったり、出かけたり、買い物をしたり、あるいは就職をするといった、何かあなたがしたいと思っていることがあるにもかかわらず、その体験に対する心配が妨げとなっているのだとしたら――それならば、何らかの行動をとるかどうかについて考える価値があります。

3 「私の親しい人間関係が影響を被っているだろうか?」 普通でない体験と苦しみが、大切に思っている人との関係に問題を引き起こしているとしたら、そのときにはその体験に立ち向かうことで、あなたの人間関係にポジティブな効果がもたらされるかもしれません。

4 「睡眠に影響が出ていないだろうか?」 夜、眠ろうとするとき、頭の中で特定の心配事がぐるぐると回って、不安で落ち着けない気持ちになっていますか? 朝、早くに目が覚め、心に浮かんだ心配事のせいで再び眠りに戻れない自分に気づきますか?

5 「いつもと身体の感覚が違う、あるいは望んでいる身体の感覚と違うと感じていますか?」 普段よりも疲れているように感じますか? 動悸《どうき》、頭痛、吐き気、胸騒ぎ、集中できない、身体がよろめく、などを経験していながらも、身体的な原因に心当たりがないということはありませんか? このタイプの経験は、たとえ自覚していないとしても、あなたが心に心配事を抱えていることを示していることがあります。

6 「普段と違う行動をとっていると、ほかの人たちが指摘し始めていますか?」 信頼する人たちが、あなたの行動、反応あるいは気分が普段と違っていると指摘し始めた場合、これを説明するような何か悩みがあるかどうかを確認する価値があるかもしれません。

第3章

私は永遠にこのままなのでしょうか?

時おり、キャスは自分の人生を振り返り、まるで自分がつねに問題に苦しんできたかのように感じることがあります。二十二年間、ほとんどひっきりなしに脅されているように感じてきたため、彼女にとってスティーブンとクレアが生まれる前の時期を思い出すのも難しいのです。そのころは彼女も友人と会ったり、夫と一緒にパブに行ったりといった生活のなかの普通の楽しみを持つことができました。自分の将来に目を向けても、楽しみにできることなどほとんど見つかりません。自分がとうの昔に愛することをやめてしまった男、そして相手もまた、もはや自分のことを愛しているようには見えない男に保護と安全を求めて、来る年も来る年もただ依存していくだけなのです。自分の将来に対する悲観的な見方は、彼女に起こってきたことに対する確信と結びついています。結局、嫌がらせをしている人たちがもう二十年以上も彼女にまとわりついてきているのだとしたら、もはや彼らがそれをやめてくれることはまずないだろうと考えているのです。

カルビンも、その理由はかなり異なっているとはいえ、将来について悲観的です。四年ほど精神科のケアを受けてきただけなのですが、彼もまたキャスと同様、自分が病気になる前の時代を思い出すのが難しくなっています。ただし、キャスと異なり、カルビンは自分の困難について医師や看護師から与えられた説明を徐々に受け入れ始めています。医師らは、彼が脳の病気をわずらっていると粘り強く説得しようと試みてきたのです。

カルビンにとっての問題は、医師と看護師が彼の病気について非常に悲観的に見えることです。実際、彼の精神科専門医はかつて（優しい声で――明らかにその医師は、カルビンが非現実的な期待を一切、抱かなければいいがと思っているようでした）、こう言ったことがありました。統合失調症というのは一生涯続く病気であり、この病気から完全に回復する人は誰もいないということ、だからカルビンも自分の限界を受け入れ、残りの生涯にわたり薬を服用することになることを受け入れるべきであるということでした。その薬がポジティブな効果だけを持つのであれば、それもさほど悪いことではないかもしれません。しかし、先の章で触れたように、カルビンは薬を服用するとやる気がなくなり、感情が平板化したように感じるのです。

精神病は一生涯続く病気であるという考えの始まりは、精神医学の最も初期の時代にさかのぼります。そしてこの考えは、現在でも多くの精神保健の専門家たちによって受け入れられているのです。事実、統合失調症という概念を初めて紹介した十九世紀の精神科医、エミール・クレペリンは、この病気が進行性であると確信していました。言い換えると、患者の病気はほぼ必ず、時間とともに悪化すると考えられていたのです[16]。

一部の精神保健の専門家が、いまだにこのような悲観的な見解を抱き続けている理由のひとつは、彼らが訓練中にこのように考えるよう教えられてきたからです。もうひとつの理由は、最もしつこい問題を抱え、したがって治療を続けていく必要があったような患者を彼らが思い出しやすいからです。短期のエピソードを持ち、あっという間に目の前から消えてしまい、それ以上の特別な支援を必要としない患者は、すぐに忘れられてしまいます。精神病の症状に苦しんでいる人に実際、どのようなことが起こる可能性が高いかを理解するためには、いくつかの研究に目を向けることが一番です。

実際、精神病を抱えてきた人たちに起こることを、長期間にわたって詳細に検証してきた研究は、本当にわずかしかありません。それは、おもにこのような研究が実行するのがとてつもなく困難だからです。しかし、現在までに実行されてきたそのような研究はすべて、次のような同じ一般的な結論に至っています。

1　アウトカム（時間が経過するにつれ、人びとがどれほどうまくやっていけるようになるか）は、結局のところ定義が非常に困難です。これは、人びとがうまくいっている、あるいはうまくいっていない点がさまざまに異なるからです。なかには徐々に症状が消えていく人もいれば、そうならない人もいます（症状のアウトカム）。また、仕事に対処することができる人もいれば、対処できない人もいます（就労アウトカム）。友人との豊かなネットワークを維持できる人もいれば、徐々に社会的に孤立していく人もいます（社会的アウトカム）。重要なのは、これらのさまざまな種類のアウトカムは互いにあまり密接に関係していないらしいということです。そのため、例えば症状からは完全に回復したと感じていながらも、仕事に行けない人もいる一方で、豊かな社会生活を送り仕事を維持していけると感じながら、なおも例えば声が聞こえるといったことに苦しんでいる人もいるのです。

2　アウトカムには、とほうもなく幅があります。たとえどのような診断であろうともです。そのため、例えば症状から完全に回復する人もいれば、長期間にわたって影響を受け続ける人もいます。概して、ヨーロッパや北アメリカの患者の約三分の一は完全に回復するように見える一方で、約四人に一人は病気を抱え続けるようです。残りの患者たち（三分の一強）は中間的アウトカムで、長期間にわたって穏やかな症状を経験しているか、あるいは大部分のときは調子が良いものの、時おり深刻な症状のエピソードを経験するかのいずれかです。この最後のグループの人たちの多くは、通常の生活の必要事にうまく対処できていることから、精神病のために精神医学的支援を求める人たちの半分以上が、人生の長期間にわたってほどほど幸せに感じているといってよいでしょう。

3 完全な回復は、困難の開始後、何年も何年も経た後でも起こり得ます。最近の世界保健機構の研究では、初めて病気になってから十五年後と二十五年後の患者を調査しました。その研究によると、十五年後も依然として病気のままだった患者の多くが、二十五年後までには回復していたことがわかりました。

4 驚くべきことに、非工業国（例えば、ナイジェリア、中国の田舎）に住んでいる患者と、工業国（例えば、イギリス、アメリカ）に住んでいる患者たちとを比較すると、概して非工業国の患者のほうが多く回復していることがわかりました。これに対する説明は、熱心に議論されてきました。しかし、多くの心理学者と精神科医は、非工業国に住んでいる患者のほうがストレスをさほど経験せず、また差別されることも少ない（したがって、結局、自分の生活に戻れる可能性がより高い）から、もしくは社会と家族がより支援的であるからと信じています。

カルビンは、結局幸いにも新しい精神科医を見つけることができました。スキナー先生には最近の研究についての知識があり、それを、時間をとってカルビンに理解できる言葉で説明してくれました。この話し合いは、実際にはカルビンの方から始めました。彼は、新しい医師と初めて会うときが、それまで長らく心配してきたいくつかの疑問について尋ねるための理想的な機会であることに気づいたのです。面接に入る前、彼は非常に神経質になりました。質問などしたら医師にひどく叱られるのではないかとまで心配したのです。しかし、カルビンは何らかの答えを得ようと相当強く決心していたので、質問を忘れないよう紙に書き出しておきました。

結局、その医師はこれ以上ないほどに素晴らしい人だったのです。医師は、カルビンがどれほど不安に思っているかに気づくやいなや、すぐに彼を安心させようと努めました。医師は、今ある十五分間にできるだけ多くあなたの質問にお答えしましょう、しかしもっと時間が必要ならば特別に予約をとりましょうとカルビンに言ってくれました。医師がわざわざそこまでしてくれようとしているというまさにその事実が、カルビンに自分は大切にされていると感じさせてくれました。

将来、自分に起きるかもしれないことを考えると怖いのだとカルビンが言うと、医師はわかったというように微笑み、これまで実施された長期研究について説明してくれました。将来については楽観的であるべきだと医師はカルビンに言いました。そして、これまでのところカルビンがいくつかの非常に恐ろしい経験にうまく対処してきたことを指摘しました。カルビンは、医師から勧められ、また別の機会に会うことに同意しました。そしてそのとき、彼らはカルビンが完全に回復する可能性を最大限にするには、どうしたらいいかを考えることにしたのです。

その面接を後にしながらカルビンは、病気になって以来初めて、これまでになかったほど良い気分になりました。自分で自分の将来に影響を与える力を得たように感じ、これからの年月の間に自分に起こりそうなことについて楽観的に感じたのです。

第4章 いったい何が私に起こっているのでしょうか？

キャスは、彼女がこれまでにずっと受けてきた障害手当について、社会保障省から手紙を受け取りました。それは、払い込みの継続を確保するために面接にくるよう知らせる手紙で、そこには約束の時間が書いてありました。

道路を歩き始めたとたん、キャスは心配になりました。頭上からは警察のヘリコプターの音が聞こえており、そのヘリコプターが心を読んで彼女の個人的な人間関係についての情報を得ようとしているのではないかと思ったのです。「万一、実際に法廷へ連れて行かれでもしたら、警察はどのような情報でも私に不利なように利用しようとするのではないかしら」と気になり、その結果、ひどく不安になり動悸がしてきました。そして、こうした身体的感覚を感じ始めると、ますます不安が高まったのです。というのも、そのような感覚がしたのはヘリコプターから「電波が発せられた」からかもしれないと信じたからです。キャスは舗道を見つめ、敷石の数をかぞえました。そうすれば、ヘリコプターからの監視を妨げるだろうと信じたからです。歩いて行くと主要道路に出ましたが、その時同時にパトカーが通り過ぎました。これも同じたくらみの一端であると確信した彼女は、きびすを返すと舗道を見つめてずっと数をかぞえながら自宅へ戻りました。彼女は、このときに起こったことが原因で、社会保障省からのその後の三通の手紙に返事をするのを怠ってしまったのです。

約束にも出席せず、社会保障省に連絡もしなかった結果、キャスは給付の一部を停止するとはっきりと書かれた手紙を受け取ることとなりました。給付が減額されたのは、警察と社会福祉局の陰謀の結果であるとキャスは確信しました。彼らは、彼女の若いころの犯罪を罰したいと思っていると信じたのです。

上記で述べたたぐいの出来事は、精神病を抱える人びとの生活では日常茶飯事です。もしあなたが、これまでの三章で述べてきたような困難に苦しんでいるとしたら、キャスによく似た経験をしたことがあるかもしれません。ひょっとすると、あなたは特定の出来事が組み合わさったことに恐れおののき、その結果自分がある種の脅しを受けていると感じるようになったかもしれません。

ひょっとしたら、キャスのようにこのような経験の結果、結局は自分の問題をますます悪化させるだけとなるような行動方針に無理矢理従うはめになったと感じたかもしれません。本章では、この種の出来事がどのようにして生じるのかをさぐっていきます。それではまず、キャスに何が起こっていたのかを考えていくことからスタートしましょう。心理療法士なら、次のような方法でさぐっていくでしょう。

本当はキャスに何が起こったのでしょうか？

図４・１は、起こったことを描き出そうとしたものです。その出来事は、キャスが社会保障省との予約のために家を出発したときに始まりました。彼女は、その予約についてすでに不安を感じていました。いったん不安になると、キャスは何か危険なことはないかと自分の環境に目を凝らしました。ヘリコプターの音が聞こえたとき、彼女はこれを警察と社会福祉局がひそかに見張っていることを意味すると解釈しました。彼らが彼女の心を読めるのではないかと心配になり、そのようなことが起きないよう舗道を見つめ、敷石をかぞえたのです。残念ながら、このことはキャスがもはや自分の周りで起こっていることが目に入らなくなることを意味していました。そのため、彼女の

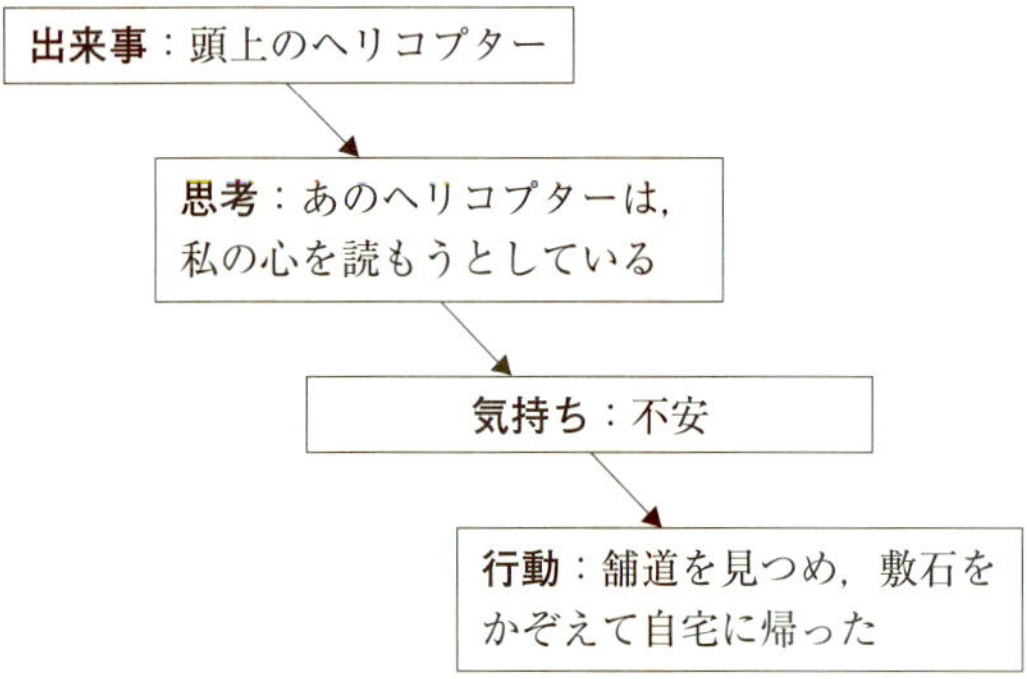
出来事：頭上のヘリコプター
思考：あのヘリコプターは，私の心を読もうとしている
気持ち：不安
行動：舗道を見つめ，敷石をかぞえて自宅に帰った

図4・1　キャスの困難の分解図

恐怖と矛盾すること（例えば、ヘリコプターは実際にはかなり遠くのタウンセンター上空で空中静止していたこと）には一切、気づけなくなってしまったのです。キャスは心配したためにますます不安になり、その結果動悸がし始めました。キャスは、自分の動悸が不安の結果であることに気づいていませんでしたので、それはヘリコプターが運んでいる監視装置によって引き起こされたものだと信じました。このようにして、動悸は彼女の恐怖を一層強固にし、不安を増大させました。そこで自宅へ引き返してしまったため、もしも社会保障省との約束を守っていたら、はたして良くないことが起こっていたのかどうかを発見することはなかったのです。この出来事の後、キャスは給付を減額されてしまいました。

キャスは、この展開を警察と社会福祉局の陰謀についての自らの確信を裏づけるさらなる根拠であるととらえました。

問題を理解するために分解する：認知療法のやり方

どのような困難にも、数多くの要因が絡んでいます。ネガティブな気持ちの引き金となるような何かが起こるとき、通常以下の流れが引き出されます。

1　**出来事**が起こると、私たちはそれを理解しようとします。

2　**思考**。これは、出来事の後、引き続いてあなたの心を通り抜ける考えです。例えば、最近の出来事が私たちについて何を語っていると自分が考えるのか、ほかの人たちが何を考えていると思うのか、あるいは出来事の結果がどのようになると想像するのかなどです。

3　**気持ち（感情）**。これは、私たちが自分自身の中でどのように感じるかです——悲しいのか、心配なのか、怒っているか、あるいは怖いのかということです。

4　**行動**。これは、私たちがある感情を持った結果、あるいは起こった出来事や思考の結果、何を行うかということです。それは、例えばうなだれたまま人びとを見ないといったように身体的に行うことかもしれませんし、あるいは内心で歌ったり、気が動転するようなことを考えないようにしたりというように、頭の中で行うことかもしれません。

その結果、今度は出来事に対する私たちの反応も、キャスの例のように環境に影響を与えるでしょう。――キャスは、社会保障省に行かなかったために給付を止められてしまいました。環境におけるこうした変化は、私たちの世界に対する考え方にさらなる変化を引き起こす可能性があります。

これらの要因はすべてお互いに結びつき、影響を与え合います。こうした結びつきと、要因と要因がどのように関係しているのかを理解することによって、私たちは一つの要因における小さな変化が、経験のほかの領域にどのように連鎖反応を引き起こし得るかを把握し始めることができるのです。うまくいけば、努力を一つか二つの要因に集中させることにより、困難のすべての領域を改善させることができるはずです。それこそ、認知療法が通常行っていることなのです。

認知療法は、アメリカのアーロン・ベック博士によって最初に開発されました。この療法では、出来事、思考、気持ちおよび行動のあいだの結びつきを詳しく検証します。そして、これらの関係を何らかの方法で変えることによって苦しみを軽減し、生活の質を向上させるのに役立つかどうかを確かめるのです。研究は、私たちが自分の問題をどのように理解し、意味をとらえるか（思考）が、私たちがどのように感じ（感情）、どのように対処するか（行動）に影響を持つことを明らかにしています。[17] このモデルは、私たちがこれまでの章で考えてきたような種類の問題に当てはめることができます。[18] このモデルに基づいた認知療法は、声が聞こえたり、普通でない信念を持ったりといった苦痛な精神病体験をしている人びとを助けることに成功しています。[19] 仮に、人生の中でつらい時期にこれまで経験したことがないような普通でない体験（例えば、声が聞こえる）をし始めたとしましょう。もしもその結果として、ほかの人たちがあなたに危害を加えようとしていると信じたとしたら、怖くなり緊張した気持ち（感情）になって、動悸などの不安の症状に苦しんだかもしれません。安全を保とうとして、自宅から離れるのをやめてしまうことさえあるかもしれません。

あるいは、もしもあなたが声を普通の経験であるととらえ、たぶん自分がかなりのストレスにさらされてきたからだろうと考えたのなら、経験する不安はおそらくはるかに少なかったでしょう。結果的に、あなたはさほど緊張を経験せず、普段楽しんでいることをすべて続けることができた可能性がより高かったかもしれません。

私たちが出来事や経験についてどのように考えるかが、気持ち（感情）やすること（行動）に影響を与えるというのが一般的原則です。行動すれば、それが今度は私たちの環境に影響を与えます。例えば、もし外に出かけるのをやめてしまったら私たちは友達との接触を失い、自分の困難に対処するのを助けてくれる人が周りに少なくなってしまうのです。

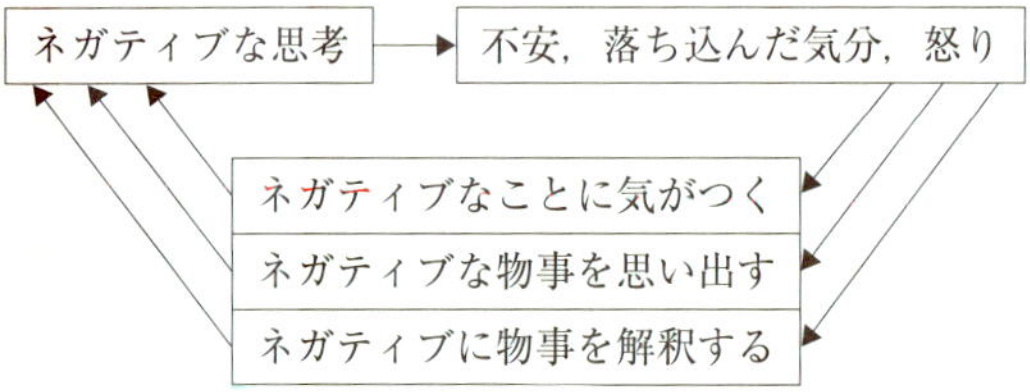

図4・2　気分の落ち込みから生じる悪循環

結果として、私たちの考え、気持ち（感情）、行動などの機能領域は、互いに影響を与え合い続けます。例えば、いったん気持ちが落ち込むとそれは考え方に影響を与えます。非常に気持ちが落ち込んでいる日に歩いていると、道路の反対側を友人が通り過ぎたとします。もしも、手を振ったのにその友人が手を振らなかったとしたら、これを友人に好かれていないサインであるととらえるかもしれません。代わって気分が良い日なら、友人はおそらく何かに夢中になっていたのだろうとか、別のことに気をとられていたのかもしれないとか、眼鏡をかけていなかったのかもしれないとか、何かで気が動転していたのかもしれないとか、考えるかもしれません。しかし、その状況でどちらかといえば中立的な解釈をする代わりに、友人に好かれていないと考えたとしたら、もっとみじめな気持ちになるのはほぼ間違いないでしょう。

一般に、気分が落ち込むと、それはおもに次の三つの形で私たちの情報処理の仕方に影響を与えます（図4・2）。第一に、私たちは自分の周囲で生じるポジティブなことよりもネガティブなことに注目するようになりますし、さらに周りで何か悪いことが起きていないかを自分から探していることに気がつくでしょう。第二に、記憶に影響が出て自分に起きた悪いことはすべて覚えているのに、良いことは忘れてしまう傾向が出てきます。第三には、可能な限り最もネガティブなかたちで自分の経験を解釈する傾向が出てくるでしょう。

悪循環が簡単に生み出され、それによってネガティブあるいは不安な思考が、私たちをもっと悲しくまたは不安にさせ、私たちの世界に対する見方が影響されるのです。そしてこれがやはり気分に影響を与え、悪循環が続いていきます。

カルビンの経験

カルビンは、ある朝、彼の地域精神保健チームから手紙を受け取りました。その手紙には、彼のケアコーディネーターであるフィリップが追って知らせるまで休暇を取ることになり、翌週は別の看護師が彼に会いに来るということが書いてありました。カルビンは、この新たな展開に不安になりましたが、それを受け入れました。その夜、カルビンの声は虐待的になり、カルビンが何かをしたからケアコーディネーターが去ってしまった、病気になってしまったと言いました。

それからの数日間、声はますます批判的になったので、カルビンはフィリップに何かあったのではないか、しかもそのことの責任は何らかのかたちで自分にあるのではないかと心配になり始めました。非常に不安になり、罪悪感に駆られ始めました。その結果、ドロップインセンター（訳者注：患者が自由に立ち寄ることのできるデイセンター。イギリスの社会福祉施設の一種）に行くのも、日常的な活動に参加するのもやめてしまったのです。その代わり、彼は自分が間違ってしてしまったことはいったい何だったのかを理解しようとして時間を過ごしました。ついには睡眠に影響が及び、一晩中目を覚ましたままいったい何が起こったのかを理解しようと心の中で過去の出来事を繰り返し思いめぐらせるようになったのです。看護師が訪問したころには、カルビンは何かひどいことが起き、そのことで自分は非難されるべきであると確信していました。

彼の新しい看護師であるアマンダは、訪問の際ようやくカルビンに以前のケアコーディネーターのフィリップは、家族で死別が続いたために自宅で幼い子どもたちの世話をしなければならなくなり、それで長期の休暇を取ることになったのだと説明することができました。彼女は、カルビンにそれが彼とは何の関係もないことを説明しました。彼らは一緒に腰を下ろし、なぜカルビンがその週の間中、苦しみをつのらせるだけになってしまったのかを理解しようと試みました。

それではカルビンに何が起こっていたのかを見てみましょう

これらの出来事を説明するための図４・３に目を向けてみましょう。カルビンは、フィリップが休暇を取ったことは自分に何らかの責任があると考え始めるとすぐ、不安と罪悪感に駆られ始めました。その結果、彼は今までにフィリップに対して言ったことのすべてについて考えようとし始めました。しかし、カルビンは強い不安を感じていたため、思い出せたことといえば、彼らの意見が食い違っていたあらゆる場面や、あるいは何かで自分が動揺していたときのことばかりでした（このタイプの選択的な**記憶バイアス**は、感情の問題に苦しんでいる人たちに一般的にみられます）。加えて、彼は何を思い出そうと、そのすべてを自分がフィリップを動揺させてしまった根拠として解釈しました（これは**解釈バイアス**です）。これらの両方のバイアスのせいで、彼はフィリップが休暇を取ったのは自分のせいであり、しかもそれは自分が何かフィリップに危害を加えたり、怒らせるようなひどいことをしたりしたからに違いないとますます確信するようになったのです。カルビンは気が動転し、このことについてあまりにくよくよと思い悩んだため睡眠が影響を受けるようになり、疲労困憊《ひろうこんぱい》していきました。結果として、声はもっと頻繁になり、ますます明瞭に考えることができなくなって、さらに自分を責め始めたのです。カルビンはその後、すべてのサービスへの

出来事：精神科保健師からの手紙

↓

思考：僕はフィリップを傷つけてしまった。これはすべて僕のせいだ。

↓

気持ち：不安，罪悪感

↓

行動：予約したのに行かない。ドロップインセンターの友達に会うのをやめる。自分がこれまでにフィリップに言ったことすべてについて考えようとする。あらゆるサービスの利用をやめる。孤立する。

図4・3　カルビンの困難の分解図

参加をやめてしまい、新しい看護師からの手紙にも一切、返事をしなくなりました。そのせいで、なぜフィリップが休暇を取らなければならなかったのかの理由も、それが彼とは絶対的に何の関係もなかったことも知ることができなかったのです。

気持ち

概して、強い感情には何か重要な目的があるものです――感情は、生活のなかで遭遇する問題に対処する必要があることを私たちに警告してくれるのです。例えば、恐れの気持ちは、差し迫った脅威に対峙するための心の準備をさせてくれます。また、興奮の気持ちは、何らかの種類の冒険に備えて抜かりのないよう警戒させてくれるでしょう。この原則は、日常生活においても、何か精神医学的支援を求めることになるような困難を経験したときにも、同様に当てはまります。

先に進む前に、次の点をお伝えしておくことに価値があるでしょう。それは、精神科医や心理学者のなかには、ある種の精神病では問題なのはむしろ感情が**なくなってしまう**ことであると考える人たちがいるということです。従来の精神医学の教科書では、次のように記されていることがあります。

躁うつ病／双極性障害が統合失調症と区別されるのは、前者の病気では感情が過剰であるのに対し、後者ではそれが不在であるからというのです。事実、大部分の精神医学の教科書では、統合失調症の症状として感情の平板化を挙げています。

実際には、この考えはほとんど完全に間違っています。たしかに、なかにはあたかも感情が欠けているかのように見える人もいます。しかしながら、研究からはこれがほとんどつねに感情表現の問題であることが明らかになってきました。感情の平板化を示す患者の感情は、精神保健の問題を抱えていない人たちと同じくらい強い――多くの場合、より強い――のです。これらの研究結果は、私たちの臨床経験とも一致します。私たちが、心理学的治療のために患者に会うと、彼らは極めて不幸な気持ちになっていることが多いのです。実際、普通でない体験に対する解釈――その結果として経験する苦しみ――があるからこそ、彼らは治療を求めてくるのです。

私はどのような気持ちなのでしょうか?

奇妙なことに、あまりにも長いあいだ問題を経験していると、時おり自分がどのように感じているかを把握しにくくなってしまうことがあります。これはなぜかというと、問題を抱えてストレスを感じていると、自分の内面に集中したり、自分自身の感情について考えることが難しくなったりするからです。問題となる感情は、通常ひとことで表すことができます。以下に挙げたのがその例です（あなたの感じ方にもっと関連が強いものがほかにもあるかもしれません）。

悲しい　びくびくした　動揺した
心配な　恐い　当惑した
不安な　みじめな　怒り狂った
腹の立つ　落ち込んだ　いらいらした
おびえた　罪悪感のある　疑い深い
恥ずかしい　おびえた　気がかりな

表4・1　気分・感情のスケールの例

0	10	20	30	40	50	60	70	80	90	100
まったく不安がない		すこし不安		かなり不安			非常に高い不安			これまでの経験で最も高い不安

あなたが経験しているのがどの気持ち（感情）なのかをはっきりさせると、役立つでしょう。そうすれば、抱えている困難のほかの側面、例えば背景にある考え方のパターンなどとその気持ちがどのようにつながっているのかを理解するのに役立つからです（やり方については、後ほど本書の中で説明します）。まずは、あなたの気分が変化するのはいつか、または不快な気持ちが悪化するのはいつかに注目することから始めるのが有効です。ネガティブな気分の強さの違いに注目することから始めてみるのも役立つでしょう。これをするためのひとつの方法は、日誌をつけることです。日誌では、自分の気分をゼロ～一〇〇のスケールで評価します。ゼロはネガティブな感情をまったく抱いていないことを示し、一〇〇はこれまでになかったほど不安である／落ち込んでいる／怒っていることを示します。例えば、不安を評価しているときの得点は、表4・1のように記録されるかもしれません。

私たちは誰でも、いろいろな強さでネガティブな気分や感情を感じることがあります。このスケールを使うと、自分の感情状態が問題になるほどなのか、あるいは過去の似たような状況で感じたことがある不安に比べて多少深刻なのかを判

表4・2　出来事と感情

出来事（私は何をしているのだろうか？　誰と一緒にいるのだろうか？）
気持ち（私はどのような感情を経験しているのだろうか？）
この気持ちはどのくらい強いのだろうか？ 0　10　20　30　40　50　60　70　80　90　100

断する助けになるでしょう。

ある特定の状況になると、緊張する自分に気づくということがあります。あなたは肩を丸くし、汗をびっしょりかいてピリピリした感じになるのかもしれません。あるいは、両手がそわそわと落ち着かなくなるのを感じ、じっと座って集中することができなくなるのかもしれません。このようなときには、状況を吟味してみると役立つことがあります。周りを見て、自分にこんなふうに問いかけてみましょう。

これはいつ始まって、私はそのとき何をしていたのだろうか？

私は誰と一緒に、どこにいたのだろうか？

私はどのような気持ちを経験していて、その気持ち（感情）はどのくらい強かっただろうか？（これをするためには、先述の感情リストに戻り、最も近い感情をゼロ〜一〇〇のスケールで評価すると役立つでしょう）

ある日、キャスは家庭医から手紙を受け取りました。それは定期健康診断を受けるよう勧めるものでした。予約の日が近づくにつれ、彼女は睡眠障害、吐き気および胃の中がかき回されるような感覚を経験し始めました。精神科保健師が訪問してきたので、一緒にキャスがセラピストからもらっていた表４・２の表に記入し始めました。

あなた自身が使えるように、同じ用紙が巻末の付録（二六五頁）に入っています。

では、思考の役割とは何なのでしょうか？

キャスは、定期健康診断を勧める家庭医からの手紙を受け取ると、どんどん不安が強くなり始めました。ついに、精神科保健師に連絡を入れたところ、何がキャスの苦痛を増大させているのかを、一緒に解明することが重要ではないかということになりました。

精神科保健師は、キャスに同伴して地元の地域精神保健センターに行き、彼女のセラピストに会いました。セラピストは、キャスが精神科保健師と一緒に記入しておいた記録を見せてほしいと言いました（表４・３参照）。

表4・3　出来事と感情

出来事（私は何をしているのだろうか？　誰と一緒にいるのだろうか？） 家庭医のところで健診を受けるための予約の知らせを受け取った
気持ち（私はどのような感情を経験しているのだろうか？） 恐怖
この気持ちはどのくらい強いのだろうか？ ×（70と80の間） 0　10　20　30　40　50　60　70　80　90　100

表4・3を見ると、彼女が一〇〇のうち七五レベルの恐怖を経験していることが明らかになりました。これは非常に強い感情です。家庭医から健診に関する手紙を受け取ったとしても、ほとんどの人たちはこんなに強い感情は経験しないでしょう。そこで、キャスとセラピストは、なぜこの手紙がこれほどまでに大きな不安を引き起こしたのかを理解することが、役に立つだろうと判断しました。

セラピスト：その手紙を受け取ったときにあなたに何が起こっていたのか、話し合ってみませんか？

キャス：はい、でも私にはなぜ自分がこんなにいやな気分になるのか、まったくわからないんです。

セラピスト：では、あなたは、その手紙を受け取ったときにどこにいて、何をしていましたか？

キャス：ええっと、あれは月曜日の朝でした。私は自宅でお風呂を掃除していました。郵便配達の音がしたので、何が届いたのかを確かめるために一階に下りて行きました。

セラピスト：それであなたはその手紙を受け取り、開けたのですね。あなたの最初の反応は何でしたか？

キャス：ショックです。心臓がドキドキし始めて、すごくグラついた感じになりました。どこかに腰を降ろしに行かなければなりませんでした。

セラピスト：そのときに戻っていると想像してください。初めてこの手紙を見ています。それを見たときあなたの心には何がよぎっていますか？

キャス：どうして今、私にこんな手紙が送られてきたんだろう、って疑問に思っています。

セラピスト：では、もし仮にあなたがその質問に答えなければならなかったとしたら、あなたはなぜそのときその手紙があなたに送られてきたのだと思いますか？

キャス：わかりません、でも、それには何か単なる定期健診ではない、それ以上のものがあるに違いないんです。

セラピスト：では、あなたはそれは単なる定期健診ではないと思っているのですね？

キャス：ええ、ほかにこんな手紙を受け取った人は誰もいないんです。断言しますが、それは家庭医からのものでさえないと思うんです。もしそうだとしたら、誰かが家庭医にそうしむけたに違いありません。

セラピスト：では、それが誰か、何か心当たりがありますか？

キャス：ええ、たぶん警察だと思います。これは、私を調べるための彼らのやり方なんじゃないでしょうか、だからほら、私が何をやろうとしているのかについて、もっと情報を得るためにです。

セラピスト：では、もし警察があなたのことを調べるためにこのようなことをしていたのだとしたら、どのようなことが起こるでしょうか？

キャス：過去に私がしたことについて、彼らは確実に知ることができるでしょう。それで私を訴えて、私は逮捕されてしまうんじゃないかしら……。そんなの絶対に耐えられません、刑務所なんて……そんなことには絶対、対処できなかったんです……。

セラピスト：そう考えると本当に恐ろしかったでしょうね。だからそんなにも怖がったんですね。もしも私がそう考えたら、やはり本当にぞっとしたと思います。ところで、あなたはそれぞれの考えをどれくらい信じているのでしょうか。お聞きしてもよろしいですか？

セラピストは、今度は考えを一つずつ取りあげ、それをキャスがどれくらい信じているかについて尋ねました。

思考	思考に対する確信
この手紙の背後には警察がいる	九〇％
彼らは私を訴えるためにこのようなことをしている	九〇％
私は逮捕される	七〇％
私は刑務所に送られる	五〇％

思考（または、どのように出来事を解釈するか）

いったんキャスの思考がわかると、医師からの定期的な手紙を受け取ったことで、なぜ彼女がそれほど不安になったのかをたやすく理解することができます。その手紙を同じように解釈すれば誰でも、同じように影響されたでしょう。思考が、非常に高い確信を持って抱かれている信念を反映している場合には特にそうです。後の章で、私たちは次のことを発見することになります。たとえどんなに強く確信している信念であっても、それは必ずしも世界を正確に表しているとは限らないということです。そのような状況下では、信念を詳しく検証し、より現実的な思考で置き換えることが可能かもしれません。

キャスが述べているような出来事の理解のしかたは、自動思考と呼ばれます[17、20]。私たちは誰でも、自動思考を持っています。それは出し抜けに、何の努力もなくやってきます。しかし、自動思考のなかには私たちを不安にさせたり、落ち込んだ気持ちにさせたり、あるいは怒らせたりするものもあります。自動思考は何の警告もなく現れるので、それについて考えたり、検証したりするのが時にはとても難しくなるのです。しかしながら、自動思考が強いネガティブな感情とどのように結びついているかを理解できれば、何とかすることもできるようになります。

自動思考は、言葉の形式をとることがあります（例：「警察が私を捕まえに来ている」または「私は刑務所に送られる」）。また、イメージや心の中の映像のこともあります（例：キャスの場合、彼女自身がパトカーに押し込まれているイメージ）。または、記憶の形式をとることもあるでしょう（例：キャスは、法を犯した者が刑務所へ送られることについて、何年も前に学校の先生が述べたことを覚えていたのかもしれません）。

では、自動思考をどのようにして見つけたらいいのでしょうか？

自動思考を見つけるのに一番よいのは、強い感情の変化があったときです。例えば、突然不安が大きくなるのに気がついたり、強い怒りがわいてきたり、あるいはいきなり気分が落ち込んだりといったことに気づいたときです。(17、20) このとき、以下の質問を自分にしてみると役立つでしょう。

このように感じ始めたとき、私の心にはいったい何がよぎっていたのだろうか？
起こり得る最悪のことは何であると、私は想像しているのだろうか？
もしもそうなったとしたら、それについて最悪のこととは何だろうか？
これは私や将来について何を伝えているだろうか？
ほかの人が何を考えたり、したりするだろうと私は心配しているのだろうか？
この状況で、どのようなイメージや記憶が心に浮かんでくるだろうか？

また、以下に示すような思考記録(20、21)に記入することも非常に役立つでしょう。

ある日、カルビンがラジオを聴いていたときでした。ラジオのアナウンサーが、彼のことについて話していると声たちがコメントし始めたのです。彼は、ラジオで話されていることに注意深く耳を傾けました。そうすればするほど、彼の生活に関連があることが聞こえてきました。ラジオは、バーミンガムのことに触れていました。そこは彼が生まれた町です。フォード・フォーカス車（訳者注：車種）の宣伝も流れました。現在の自宅は、この車の宣伝広告ボードの隣にありました。また、ラジオのアナウンサーはサッカーに触れました。つい最近、カルビンの精神科保健師が、ちょうど地元のドロップインセンターの五人制サッカーグループに加わるよう彼を説得したばかりだったのです。これらのことを聞いているうちに、カルビンは苦痛を覚え、腹が立ってきました。翌日、彼は自分の気持ちについて精神科保健師と話し合いました。精神科保健師は、思考記録に記入しようと提案しました（表４・４参照）。

思考記録を完成させてしまうと、なぜカルビンがそれほど動揺し、怒りを感じたのかが明らかになりました。記録から彼の感情を理解することができたのです。思考の中には、ほかの思考と比べて感情や行動と明らかに結びつくことの多いものがあることは、覚えておくだけの価値があります。記録する思考のうち、あなたのいやな気持ちを最もうまく説明してくれるものはどれか、自分に尋

表4・4　カルビンの思考記録

出来事	思考	気持ち	行動
何が起こりましたか？	何があなたの心をよぎりましたか？ 起こり得る最悪のことは何であると心配していますか？ この状況で，どのようなイメージ，または記憶が心に浮かんでくるでしょうか？　その考えを何％信じていますか？	あなたは何を感じていましたか？ それは0～100でいうと，どのくらいの強さでしたか？	あなたは何をしましたか？
自宅で、ラジオを聴いていた。 ラジオは，私に関係があることについて話した。 私は一人だった。	ラジオのアナウンサーが，私の生活について話していた。70％ 彼は，自分のラジオ番組のネタに私の生活を利用している。70％ 彼は、私を犠牲にして有名になりつつある。60％ 彼らは，私にお金を支払うべきだ。90％ 彼らは，私を不当に利用している。85％	恐怖　40 怒り　90	ラジオのアナウンサーに向かって怒鳴った。 ラジオを消した。

（訳者注：拡大コピーして使える空欄の用紙が266頁にあります）

ねてみることがしばしば役立ちます。そうした思考に、私たちは集中する必要があるのです。

行動

カルビンの声たちは、不安をかき立て虐待的で、批判的なことをしばしば彼に言います。彼は、その声が近所の人か、あるいは彼が精神保健サービスとの接触を通じて会ったことのある人たち（ほかの患者やスタッフなど）ではないかとしばしば心配します。声たちは、「彼を捕まえよう」「彼はまた気が狂って、結局入院するはめになるだろう」「警戒しなくなるまで待って、そのうえであの変人野郎を殺してやろう」といったことを言って脅すので、彼がぎょっとして怖がってしまうのは無理からぬことなのです。

このようなとき、理解し得ることですが、カルビンは声や起こるのではないかと恐れていることから自分を守ろうとして、ある特定の行動のしかたをします。例えば、彼はたいていだぶだぶの服に大きなフードをかぶって外に出ます。そうすれば彼が心配している人たちが彼のことに気がつかず、攻撃されないのではないかと願ってです。彼は、自分が気にしている人たちの姿を見かけると、たいていその人たちをにらみつけようとします。攻撃するのを思いとどまらせるためです。自分のアパートの外にいるときはいつでも、危険のサインや攻撃してくるかもしれない人たちに対して、「緊急非常態勢」を敷いています。そうして、危険そうに見える人物がいないかと絶えず自分の環境に目を光らせているのです。自宅にいるときは、ドアと窓のすべてに必ず鍵がかかっているようつねに確認します。そして、玄関のドアには特別に掛け金とチェーンを取り付けています。結局、再入院することになるだろうと声たちが話すと、カルビンは非常に恐ろしい気持ちになります。過去に病院で受けたネガティブな経験が理由です。そのため彼は、そのようなことになるのを防ぐための行動をとります。例えば、余分に薬を飲んだり横になって眠ろうとしたり、あるいは声が言っていることから気をそらそうとしたりします。

カルビンは、声たちが自分を傷つけるか、さもなければ狂わせるかもしれないと信じていますので、そのようなことを防ぐために彼がとっている行動は完全に筋が通っています。しかし、カルビンが声たちを恐れているからこそまさに、それらの声に反応してとる彼の行動は、いくつかの不幸な結果を引き起こすのです。どういう不幸な結果か、あなたには推測できますか？　次にご紹介する話は、参考になるかもしれません。

村と吸血鬼

ルーマニアのトランシルバニア地方の奥まったところに、人里離れた村があります。そこでは村人の全員が吸血鬼の存在を信じているのです。吸血鬼の存在に対する彼らの確信は非常に強固です。吸血鬼を寄せつけないために、村人全員がにんにくをひもに通して数珠《じゅず》つなぎにしたものをつねに、寝ているときにさえ自分の首にかけているほどなのです。彼らは全員、自宅のどの部屋にも十字架を掲げています。一日に二回、聖なる水を自分自身に吹きかけます。服とシーツは、聖なる水のしずくを中に垂らした水で洗います。彼らがこのようなことをするのは、ご存じのように吸血鬼がにんにく、十字架、そして聖なる水を恐れるからです。村人たちは、思い出し得る限り長いあいだ、つねにこのような警戒をしてきました。村の人で、吸血鬼を見たり、襲われたりした人は今まで一人もいません。誰一人として吸血鬼を見た人がいないために、彼らは安全を保ち、吸血鬼を寄せつけないために自分たちがしていることが有効に作用してきたと理解するのです。彼らは、これらのことをするのをやめることを選択することは決してないでしょう。そんなことをしたら、吸血鬼が村に入ってくるのを許してしまうかもしれないと恐れているからです。

吸血鬼からわが身を守るために村人たちがとっている方法が、はたして彼らに何らかの困難を生み出しているかどうかについて考えるために、役立つかもしれない質問が多数あります。

吸血鬼についての村人たちの信念をあなたはどのように思いますか？

にんにく、十字架および聖なる水についての村人たちの信念をあなたはどのように思いますか？

村人たちは、吸血鬼のことを心配し、吸血鬼を寄せつけないためのことをするのにどれほどの時間と労力を費やしているでしょうか？　にんにく、または聖なる水が足りなくなってしまったら、彼らはどのように反応するでしょうか？

にんにく、十字架および聖なる水を使用することは、吸血鬼についての村人たちの信念にどのような影響を与えるでしょうか？

吸血鬼が実際に存在するかどうかを、村人たちはどのようにしたら明らかにできるでしょうか？

これでもう、この話の中の村人たちの行動と、カルビンが声たちからわが身を守ろうとする方法とのあいだにいくつか類似点があることがわかってきたことでしょう。わが身を攻撃から守ろうとしてカルビンがしていることが、村人たちがにんにく、十字架および聖なる水を利用することに似ているということはあり得ますか？　また、カルビンの行動が、「実際に彼が攻撃されたりしないこと」を理解するのを妨げている可能性はないでしょうか？　なぜなら、彼は保護手段を実行したから自分は傷つけられないできたと考えているからです。

カルビンは、外に出ても攻撃されないと、心の中で次のように考えます。「僕が攻撃されなかったのは、僕だということに彼らが気づかなかったからだ」、または「もし僕があの男をじっとにらんでいなかったら、彼は僕を攻撃しただろう」。

狂って結局入院することになるだろうと声たちが言っても、そのようなことが起きないとき、彼は心の中で次のように考えます。「もし、横になって音楽に耳を傾けなかったとしたら、僕は結局、入院していただろう」、または「もし、あの薬を余分に飲まなかったとしたら、きっと気が狂ってしまっていただろう」。

わが身を守ろうとするカルビンの努力は、恐れていることは起きないということを彼が理解する妨げとなっているかもしれません。彼の行動は、自分を安心させることを意図したものです（そして、実際それらは短期的には彼に安全を感じさせています）。しかし、実際には、それらは将来の攻撃をめぐる彼の心配をますます悪化させることがあります。短期的に私たちに安心を感じさせてくれるけれども、長期的には動揺させてしまうような信念を強化する行動を**安全行動**と呼びます[22, 23]。

キャスの安全行動は何でしょうか？

覚えている方もおられるでしょうが、道路を歩いているときに時おり頭上に警察のヘリコプターの音が聞こえると、キャスは警察が彼女の個人的な人間関係についての情報を得るために心を読もうとしているのではないかと心配します。もし万一、彼女が本当に裁判所に連れて行かれでもしたら、彼らは彼女に不利なあらゆる情報を使おうとするだろうと心配しているのです。キャスは、思考がヘリコプターにアクセスされないように、舗道を見つめ、敷石の数をかぞえます。そうすれば、ヘリコプターのパイロットが彼女の心を読めないよう阻止できると信じているからです。

キャスの安全行動は何なのでしょうか？　明らかな行動は、舗道を見つめ、敷石をかぞえることです。そうすれば心を読まれずにすむだろうと彼女は願っているのです。この安全行動は、ヘリコプターのパイロットが彼女の心を読むことができるという彼女の信念に、どのような影響をもたらすでしょうか？　このような行動は、短期的には彼女の気分を改善させます。しかし、そのせいで下を向いて敷石の数をかぞえなくても、何も悪いことは起きないということを発見することができず、その結果、将来外に出かけるたびにヘリコプターについて心配し続けることになってしまうのです。

私の安全行動は何なのでしょうか？

あなたに声が聞こえるとしたら、次の質問はあなた自身の安全行動を見つけるのに役立つかもしれません。

私の声たちは、次のような種類のことを言う。

声たちは、以下の原因で引き起こされる、または以下の存在から聞こえてくると私は信じている。

声が聞こえてくるということには、以下の意味がある。

声が聞こえるということは、私がどのような人間だということを意味しているのだろうか？

その声が原因でほかの人たちに何か悪いことが起こり得るだろうか？

その声が原因で私に何か悪いことが起こり得るだろうか？

その声が原因で起こり得る最悪のことは何だろうか？

私は、このようなことが起こらないようにするために何かしているだろうか？

声が聞こえないとしても、心配をかき立てるような自動思考があることに前の章で思い当たったとしたら、次の質問はあなたの安全行動をいくつか見つけるのに役立つかもしれません。

何が起こることをあなたは恐れていますか？　起こり得る最悪のことは何でしょうか？

このようなことが起こらないようにするために何かしていますか？

あなたがしていることと、（先述の）村と吸血鬼についての話の中で村人たちがとっている戦略や、カルビンとキャスがとっている安全行動とのあいだに何か類似点はありますか？

以下の質問も、問題となるような安全行動を見つけるのに役立つかもしれません。これは、脅されたように感じているときに人びとが用いる一般的な安全行動のリストです。各文章を読み、あなたに当てはまる答えを○で囲んでください。すべての質問に答えてください。答えについてあまり長く考えすぎないようにしてください。

私は公共交通機関を使うことを避ける	はい	いいえ
一人で通りを歩くことを避ける	はい	いいえ
囲まれた場所を避ける	はい	いいえ

パーティーや友達と一緒に出かけることを避ける　はい　いいえ
店に行くことを避ける　はい　いいえ
脅されたように感じるとお酒を飲む　はい　いいえ
脅されたように感じるとリラックスするか眠ろうと試みる　はい　いいえ
脅されたように感じると音楽を聴く　はい　いいえ
脅しに関する自分の思考を無視しようと試みる　はい　いいえ
脅されたように感じたときに神に祈る　はい　いいえ
脅されたように感じたときに宗教について考える　はい　いいえ
脅されたように感じたときに自分を忙しくさせる　はい　いいえ
脅されたように感じたときにほかの人との交流を求める　はい　いいえ
脅されたように感じたときにほかの人から自分を孤立させる　はい　いいえ
警察に助けを求める　はい　いいえ
友達か家族に助けを求める　はい　いいえ
安心を感じるために人に好かれようとする　はい　いいえ
脅されるのを避けるために人が言うことを何でもする　はい　いいえ

私を脅す人たちを脅す　はい　いいえ
人がきても必ずしも応答しない　はい　いいえ
家中のすべてのドアに鍵がかかっていることを確認する　はい　いいえ
人と一緒にでなければ外出しない　はい　いいえ
一人で歩いているときには地面から目を離さない　はい　いいえ
一人のときには急いで歩く　はい　いいえ
外出するときには安心させてくれる特定のものを着る　はい　いいえ
外出するときにはほかの人たちが何をしているかを注意して見ている　はい　いいえ
安心を感じられないと状況から逃げる　はい　いいえ

第5章

あなたの思考を評価する

通常、私たちが苦痛を感じるようになるのは、出来事それ自体によってというよりは、出来事に対する解釈によってです。ですから、自分の解釈が正しいかどうかを確かめることには、意味があります。すでに見てきたように、私たちはいったん不安になったり、落ち込んだり腹を立てたりすると、情報の処理のしかたに影響を受けてしまう可能性があるのです。その結果、特に感情的になっているときには、いつも正確な解釈をしているとは限りません。解釈が正確かどうかを明らかにしようとすることは重要なことです。というのも、不正確な解釈を正すことによって結果的に苦しみがずいぶんと楽になるかもしれないからです。認知療法では、自分の思考の正確さを評価するのを助けるために数々のテクニックを使います(19〜21)。これからそのテクニックを説明し、併せてそれを実際に試してみるのに役立つようなエクササイズを紹介していきましょう。

出来事をめぐる心配を検証する

前章にあったように、キャスは家庭医から定期健診を勧める手紙を受け取った後、とても不安になりました。不安になったのは、その手紙の背後には警察がいて、今にも彼女を逮捕しようとしているのではないかと考えたからでした。当然、そう考えたからこそキャスはとても不安になり、恐怖に駆られるようになったのです。結果として、彼女は自分の懸念にぴったり当てはまるあらゆることに注目し始めました。例えば、地元でテレビ番組が目撃者を募っていることなどです（現実にはそれは、最近ひき逃げがあったからで、キャスとは何の関係もないことでした）。キャスは、過去に自分がした間違いについての記憶で頭がいっぱいになり始めました。そしてテレビで報じられることや誰かが彼女に言ったことは何であれ、彼女に対する陰謀が本当に存在することを示していると解釈し始めたのです。

セラピストは、キャスにこのサイクルを説明しました。キャスは、たしかにそのようなサイクルのせいで、いつまでも恐怖を信じ込んでしまっている可能性があることに同意しました。そして、心配を支持する根拠と矛盾する根拠とに目を向けることが役に立つかもしれないことに同意したのです。

セラピストはキャスに、根拠をすべて列挙することができるシートを一枚渡しました。最初に二人で一緒に、キャスのやっかいな自動思考を書き出すことから始めました。そして彼女がその思考をどのくらい信じ、どのくらいの強さで不安を感じているかを記録しました。次にキャスは、思考を支持する根拠と支持しない根拠のリストを系統的につくっていきました。シートの最後の部分には、いったんそのリストを完成させた後に、あらためて思考に対する確信度と不安を記録するためのスペースが設けられていました（表5・1）。

キャスは、そのリストを完成させただけで、警察が彼女に不利な主張をしようとしているという確信と不安の両方が低下したことに気づき、驚きました。


このようにしてキャスは、自分の心配の正確さを評価することができたのです。おかげで不安はやわらぎ、予約に臨むことができました。いったん予約に行ってしまうと、キャスはそれが定期健康診断であり、過去の出来事や警察とは何の関係もなかったという確信を深めました。

前章の最後で私たちはあなたに、自分の心配を駆り立てる思考を一つかそれ以上、見つけてみるようにとお願いしました。もしもうまく見つけられていたら、次にキャスがセラピストと一緒にし

表5・1　キャスの思考の根拠リスト

思考：警察がその手紙を送ってきた；私を訴えるためにやっている。	確信度：90% 不安：90%
思考を支持する根拠	**思考を支持しない根拠**
手紙をもらうことを予期していなかった。	手紙には，差出人が家庭医だと書いてあったし，使われていたのは国民健康保険制度（訳者注：National Health Service（イギリス））の用紙だった。
過去にこんな手紙をもらったことは，一度もなかった。	私はちょうど40歳になったが，家庭医にはもうずいぶん長いあいだ行っていなかった。
昨日，テレビで目撃者を求める訴えを見た。	近所の人も，突然，乳がん検診の案内がきたと話していた。
私は過去に悪いことをしたことがある。	過去に，予防接種と健康診断を勧める案内をもらったことがある。
	子どもたちが小さかったころ，巡回保健師が彼らに会いに来るたびに，私はいつも病的なほど疑い深くなっていた。けれど，悪いことは何も起きなかった。
	テレビはひき逃げ事故の目撃者を募っていた。そして今日，そのことで警察が誰かを逮捕したと発表した。
	私が過去に悪いことをしたことがあったとしても，今のところ警察と弁護士が私に連絡してきたことはない。
あなたは今，この思考をどのくらい信じていますか？　40% **あなたは今，どのくらい不安に感じていますか？**　40% **これは事実でしたか？　それとも単なる思考でしたか？**　思考	

表5・2　思考の根拠リスト

思考：	確信度： 不安：
その思考を支持する根拠	その思考を支持しない根拠
あなたは今，この思考をどのくらい信じていますか？ あなたは今，どのくらい不安に感じていますか？ これは事実でしたか？　それとも単なる思考でしたか？ この経験について別の説明を考えることは可能ですか？	

（訳者注：拡大コピーして使える表が267頁にあります）

たように、その思考を支持する根拠と支持しない根拠のリストを作成してみましょう。記入用に使える空欄を以下に設けています（表５・２参照）。あなたの不安な思考に一致しない根拠を探し出そうとするときには、以下の質問のいくつかを自分自身に尋ねてみると、役に立つかもしれません。

私の当初の考えと完璧には一致していないことが何かあるだろうか？

友達やケアコーディネーターや家族が言っていることのなかに、私の考えと一致しないことは何かあるだろうか？

私の最初の考えが真実ではないかもしれないことを証明する何かを忘れてはいないだろ

うか？

この思考が浮かぶきっかけとなった状況にいないときやさほど不安になっていないときには、この種の状況に対して別の考え方をするだろうか？

悪いことが起こりそうな状況について、似たような不安な考えを抱いたものの、結局、何も悪いことは起きなかったということが過去にあっただろうか？　そこから何を学ぶことができるだろうか？

声についての心配

カルビンは、ある朝、福祉の給付金を受け取りに行くために自宅を出ました。彼は不安のせいで外出するのがますます難しく感じるようになっていましたが、食べ物もお金もまったくなくなってしまったので、郵便局に行く必要があったのです。道路を歩いていくと背後から声が聞こえました。「変人、おまえは本当にバカに見えるぞ」という怒鳴り声です。カルビンは振り向きましたが、誰の姿も見えません。誰かが後からつけてきて、捕まえようとしているに違いないと彼は思いました。そこで、お金も食べ物も手に入れないまま自宅に戻ったのです。カルビンは、ひどく不安で動揺していました。そして、食べ物がなければ病気になって入院させられてしまうのではないかと心配しました。しかし彼は、サポートワーカーには相談しないことにしました。というのも、そんなことを話したら、うまくやれていないと思われて、それがもとでまた入院させられると信じ込んでいたからです。

カルビンに会いに来たスタッフは、彼の具合が悪く空腹であることに気づきました。そこで病院にまつわる心配についてカルビンと話し合い、彼が入院するまでもない状態だということで一致しました。一方、カルビンも外出の恐怖を克服できるよう、これからは心理士が援助のために訪問することに同意したのです。

数日後の訪問の際、心理士はカルビンが追跡されているのかどうかについての根拠のリストを完成するのを助けました（表５・３参照）。

声は人をとても混乱させることがあります。なぜなら、頭の外側から、まるで自宅にあるいろいろな物や、時には宇宙から発せられているように聞こえてくるからです。時には大勢の人たちの声のように聞こえることもあります。自分の声や知人の声が聞こえるという人もいます。自分自身の思考や心配が話し声として聞こえることが、結構普通のことであるのを多くの人は知りません。で

表5・3　カルビンの思考の根拠リスト

思考：人びとが後をつけてきて，僕を傷つけようとしている。	確信度：100% 不安：96%
その思考を支持する根拠	**その思考を支持しない根拠**
声が僕を「変人」と呼び，僕はバカに見えると言う。	振り向いても後ろには誰もいなかった。
声は前にも僕を脅したことがある。	前にも声が聞こえたことがあるが，今まで誰かに傷つけられことはない。
	一緒に暮らしている人たちのなかにも声を聞いたことのある人がいるが，その中で傷つけられた人は誰もいない。
	自宅にいるときに声が聞こえるが，家には他に誰もいないという確信がある。
	僕は過去に声が自分自身の思考だと判断した。それから，ときどき自分のことを変人だと考えることがある。
	声たちはもう何年も何年も聞こえてきていつも心配してきたが，何か起こったことはないし，暴力を振るわれたことも一度もない。
あなたは今，この思考をどのくらい信じていますか？　50% **あなたは今，どのくらい不安に感じていますか？**　48% **これは事実でしたか？　それとも単なる思考でしたか？** 僕の後をつけてくる人たちがいると考えているけれども，それは事実ではない。 **この経験に対する別の説明を考えることはできますか？** 声たちは僕自身の思考や心配であり，たとえ僕が自宅を出たとしても何も起こらない可能性がある。	

すから、声が聞こえることにひどく悩み、誰かが自分の後をつけているあるいは神か悪魔に拷問のような苦しみを味わわされていると結論づけたとしても、驚くべきことではありません。

もしも声が聞こえるのなら、根拠リストを使ってその体験に対するいろいろな解釈を評価してみましょう。キャスが、警察に迫害されているという信念を裏づける根拠を評価したのと同じようなやりかたです。あなた一人であるいはセラピストと一緒に、まずは心に浮かんでくる声について考え得る解釈をすべて挙げ、それぞれの解釈に対する根拠のリストを書き出してください。その後、どれが事実に最もぴったり合うかを決めてください。

声について、考え得る解釈をすべて書き出し、それぞれの解釈がどのくらい真実だと思うかを（一〇〇を最大として）評価してください。

声についての解釈	確信度％
1　自分の思考と心配が聞こえている	％
2	％

3 ＿＿＿＿＿＿ ％

4 ＿＿＿＿＿＿ ％

次に、考え得る解釈のそれぞれに対して、根拠のリスト（表5・4）を完成させましょう。または、可能性のある解釈の一つ一つについて、表5・5の記入欄を使って整理することもできます。

声が言っている内容についての心配を調べる

声がどこからくるかわかったとしても、言われる内容に対処するのが難しいことがあります。人を傷つけるような内容（あなた自身や大切な誰かについて何かひどいことを言う）のことも多いので、苦痛を覚えるかもしれません。しかし、その声の内容を事実というよりも、思考として対処することを学ぶことができます。この章は、そのために役に立つでしょう。覚えておいてください。

表5・4　声についての解釈の根拠リスト

声についての解釈：	確信度： 不安：
その解釈を支持する根拠	その解釈を支持しない根拠
いまは，その解釈（思考）をどのくらい信じていますか？ あなたはいま，どのくらい不安ですか？ この体験に対するほかの説明のしかたはありますか？	

（訳者注：拡大コピーして使用できる表が268頁にあります）

表5・5　解釈の根拠リスト

解釈	支持する根拠	支持しない根拠	確信度％*	伴う感情*
1. 2. ⋮				

（訳者注：拡大コピーして使用できる表が269頁にあります）
（*訳者注：支持する根拠と支持しない根拠の両方を考えてみたときに，もとの解釈に対して，どのくらいの確信度があり，どのような感情になるかを記入します）

表5・6　声の内容の根拠リスト

声の言う内容：	声の内容に対する確信度： 不安：
声の内容を支持する根拠	声の内容を支持しない根拠
今は声の言うことをどのくらい信じていますか？ あなたは今，どのくらい不安ですか？ 声の言った内容は事実だったと思いますか？ どういうことだったかについて真実を反映するような，もっと正確な表現はありますか？	

（訳者注：拡大コピーして使える表が270頁にあります）

声が言うことは真実ではないかもしれないのです。それはちょうど私たちの思考が単なる思考であって、事実ではないかもしれないのと同じです。

声に動揺させられるようなことを言われたら、根拠リスト（表5・6）を使い、これから説明する手順に従ってください。

1　声が聞こえたときあなたは何をしていましたか？　声は何と言ったのですか？　書き出してください。

2　声の言うことをどのくらい信じているかを、ゼロ～一〇〇の尺度で根拠リストに書き込んでください。また、そのことが自分をどのくらい不安にさせるか、動揺させるかについても、ゼロ~一〇〇の尺度でリストに書き込んでください。

3 次に、根拠リストを完成させます。声が言うことを支持する根拠で、あなたが考え得ることをすべて挙げてください。さらに、声が言うことに矛盾することで、考えつくこともすべて挙げてください。

4 次に、声が言った内容について考えてください。あなたは、それが一〇〇%真実であると絶対的に確信できますか? 声が言っていることに当てはまらないような証拠が何かありますか? 考慮していない事実で、声が言うことと一致しないことは何かありますか? 友人、家族、またはセラピストが「声の言うことと矛盾している」として指摘することは何かありますか? これらをすべて、記入欄に書き込んでください。

5 根拠リストにあなたが書き出した内容を考慮すると、声が言ったことはどのくらい真実だといえるでしょうか? もしも真実でないなら、どのような言い回しにすれば、真実を反映する、より正確な表現となるでしょうか? 書き記してください。

6 次に、根拠リストの最後の欄に、声が言うことをどのくらい信じるか、またどのくらい動揺し不安に感じるかをあらためて評価してください。最後の欄に、その不安と動揺を最初に使ったのと同じゼロ~一〇〇の尺度で評価してください。あなたの不安や動揺は減りましたか?

声があなたに命じる内容についての心配を検証する

時おり、声（あるいは声のように聞こえる思考）があれをしなさいとか、これをしてはいけないとか言ってくることがあります。「家の中にいろ」「ほかの人に○○と言え」「家族や友人に話しかけるな」という声が聞こえる人もいるようです。時には、自分や他人を傷つけろとか、やりたくないと思っていることをするよう強くせき立てる声もいます。もしも、あなたがこのような状況にいるとしたら、その声にそむくことを非常に恐ろしく感じるかもしれません。そしてもし、その声に従わなかったら、どうなってしまうのだろうかと神経質になってしまうかもしれません。しかし、私たちはすでに声についての説明を検討してきました。ですから、声というのは、まるで声に出して話されたかのように経験される内的な思考であることをわかっていますし、それが現在または過去のストレスによって悪化する可能性があることも知っています。また、声の内容に目を向けてみれば、声が述べることが往々にして真実ではないことが明らかになったかもしれません。

もしあなたが声を経験し、それにそむくことを怖く感じるのであれば、この問題に対しても根拠リストを用いて取り組むとよいでしょう。まずは、こんなことが起こるのではないかとあなたが恐れていることを書き出してください。

声にそむく／従わないことによって起こり得る恐ろしい結果

1

2

3

次に、根拠リストを使用し、恐れている結果が生じるだろうという根拠と、生じないだろうという根拠の両方についてよく考えてください。

何か心配な考えがあるときには、根拠リストを作成することが有効な戦略となるかもしれません。実際、特に精神医学的問題を抱えていなくても、この戦略を活用することができるのです。例えば、誰かにどう思われているか気になるとか、職場で起こっていることについて心配しているとかであれば、このようなリストを作成してみるとよいでしょう。いったんリストを完成させてしまえば、自分に起こっていることについて、バランスのとれた見方をするためにそれを利用することができます。やり方は次章で見ていきましょう。

気持ちに対する影響を評価する

心配を支持する根拠と支持しない根拠の両方がどうなっているかだいたいつかめてきたら、次にできることは、両方のタイプの根拠を説明するような別の見方を自分で生み出せるかどうか、試してみることです。

不安になったり疑心暗鬼になったり、腹を立てたり落ち込んだりすると、そのとたんに私たちの情報処理プロセスが変化してしまいます。ネガティブな情報しか目に入らなくなり、自分に起こった悪いことばかりを思い出すようになり、何が起こってもネガティブに解釈し始めるのです。その結果、非常に高い確率で、自分に起こっていることについての誤った結論に到達してしまいます。そこで、前章で私たちが行ったように根拠をリストアップすることが、この問題を修正するための最初のステップになります。そして、その次のステップとしてすべての根拠に基づいた、よりバラ

表5・7　キャスによる根拠の要約

思考を支持する根拠	思考を支持しない根拠
私は，予期しない珍しい手紙を受け取った。それは私に，過去の過ちや現在起こっているいろいろなことについて考えさせた。	その手紙は，国民健康保険制度（NHS）の用紙に書かれていた。ほかの人たちも，今の私と同じころに似たような手紙を受け取ったと言う。私は，過去に手紙を受け取ったときにも似たような心配をしたことがあったが，結局それは医療の専門家からの正真正銘本物の手紙だったことが明らかになった。どうやら，テレビの広告は私とはまったく関係がなかったようである。

ンスのとれた見方を形成するべきなのです。だからといって、やみくもにポジティブな思考にふければよいと言っているわけではないことに着目してください。やみくもなポジティブ思考は、ネガティブな思考と同じくらい非現実なものとなりかねないからです。むしろ、入手可能な情報をすべて考慮に入れ、バランスのとれた思考を育てることが必要なのです。

これまでの章で見てきたように、キャスは定期健診を勧める家庭医からの手紙を受け取った後、非常に不安になりました。彼女は、これを警察が彼女の後を追っていることを意味するととらえました。そのため、あらゆる出来事に対して、これが真実であることを示すしるしとして注目して記憶したり、解釈したりし始めました。そこで前章でキャスは、セラピストと一緒に、彼女の懸念と一致する根拠と一致しない根拠の両方に目を向けることにしたのです（この章の前半で彼らが見つけた根拠（八七頁）を見てみましょう）。

キャスとセラピストは次に、集めたすべての情報を理解しようと努めました。彼らは、「思考を支持する根拠」欄に記されたすべての情報と「思考を支持しない根拠」欄に記された情報のそれぞれの要約を書くことに決めました。表5・7に示すのは、その出来上がった一覧です。

キャスのセラピストは次に、二つの要約を組み合わせて、すべての根拠をまとめるような一つの文をつくってみてはどうかと提案しました。キャスは、代わりのまたはバランスのとれた見方をつくるよう試みました。

その手紙は、珍しく不意打ちで私に過去のことを思い起こさせたけれども、国民健康保険制度（NHS）の紙に書かれていたし、ほかの人たちも似たような手紙を受け取ったことがあった。過去に私が心配したほかの手紙は、結局正真正銘の本物であり、そこに書かれている内容に関するものだったことが明らかになった。

表5・8　バランスのとれた思考を見つけるための根拠の要約

自動思考を支持する根拠の要約	自動思考を支持しない根拠の要約
バランスのとれた見方	
バランスのとれた思考に対する確信度： **もとの不安な思考に対する確信度：** **現在の不安の強さ：**	

（訳者注：拡大コピーして使える表が271頁にあります）

これがすむと、セラピストはキャスに新しいバランスのとれた思考を彼女がどのくらい信じるかを評価し、もともとの思考についての確信度も再評価するよう求めました。最後に、この新しいバランスのとれた思考をした場合に、不安がどうなるかを再評価するよう求めました。このエクササイズの結果は、以下のとおりでした。

新しいバランスのとれた思考に対する確信度：七〇％
以前の心配な思考に対する確信度：一五％
現在の不安：二〇％

代わりのまたはバランスのとれた、自分なりの見方に到達する

本書の前段で、私たちはあなたに心配な思考を一つかそれ以上見つけて、それらを支持する根拠と支持しない根拠をリストにするようお願いしました（表5・1）。それではこれから、キャスとセラ

ピストがしたように思考の根拠に対するバランスのとれた見方に達するためのステップに従うことにしましょう。そのためには、あなたが作成した根拠リストを利用し、以下のステップを踏むことが役立つでしょう（このステップは、クリスティーン・パデスキーとデニス・グリーンバーガーがうつ病に苦しむ人たちのために書いたMind Over Mood[20]（『うつと不安の認知療法練習帳』大野裕監訳、岩坂彰訳、創元社、二〇〇一）という素晴らしい著作を参考にしました）。（付録中の根拠リストと根拠の要約は、記入欄が空欄になっていますので、これに書き込むことができます）

1　あなたの不安な思考を支持する根拠の要約を該当欄に書いてください。

2　あなたの不安な思考を支持しない根拠の要約を該当欄に書いてください。

3　二つの文章をまとめて一つの文にしてみてください。例えば、二つの文のあいだに「そして」という言葉を入れてみたり、あるいは「……（要約一）だけれども、根拠が示唆しているのは（要約二）である」と書いてみたりしてください。

4　これを二、三回読み通し、あなたにとって納得がいき、あなたが集めた根拠をすべて総括していると思えるようになるまで書き直してください。

5　この新しいバランスのとれた思考をあなたはどのくらい信じていますか？　これをゼロから

一〇〇％で評価してください。

6　今、あなたは最初の不安な思考をどのくらい信じますか？　これをゼロから一〇〇％で評価してください。

7　次に、あなたが見つけた新しい根拠と、あなたの新しいバランスのとれた思考とをすべて考慮したうえで、不安の強さを再評価してください。これをゼロから一〇〇％で評価してください。

このプロセスの最後で気分を再評価するときに、これをあなたがかつて経験していた不安レベルと比較してください。変わったかどうかを確かめてください。それは変わったかもしれませんが、しかしキャスのケースでそうであったように、ある程度のネガティブな感情が残っていることがあります。もしそうならば、より多くの情報を求めてエクササイズを繰り返したほうがいいかもしれません。また、行動実験も試してみるとよいでしょう。これについては後で説明することにします。あるいは、行動計画を使って取り組む必要がある懸念がいくつかあるかもしれません。それについても本書の中で後に説明していくことにします。

表5・9　カルビンによる根拠の要約

思考を支持する根拠	思考を支持しない根拠
声が私を変人と呼び，私はバカに見えると言った。声は前にも同じことをしたことがある。	背後には誰もいなかった。何年も何年もこのような心配をしてきたが，今まで何も悪いことは起きなかった。私は，人に変人だと思われているのではないかと心配してきたので，声は私自身の思考に関連しているのかもしれない。
バランスのとれた見方：私のことを変人でバカに見えると言う声が聞こえたけれども，そこには誰もいなかった。過去にもこのような経験をしたことがあり，それについてかなり心配してきた。でも，声が聞こえた後に，私を傷つけた人は今まで誰もいなかった。私は，変わり者だと人に思われるんじゃないかということを心配しているので，声は私自身の思考と関係があるのかもしれない。なぜなら，声は私自身の心配を反映しているからである。	
バランスのとれた思考に対する確信度：60% **もとの不安な思考に対する確信度**：25% **現在の不安**：30%	

カルビンによるバランスのとれた代わりの見方

ある朝、カルビンは福祉の給付金を受け取りに行くために自宅を出ました。道路を歩いていくと、背後から「この変人。おまえは本当にバカに見えるぞ」という怒鳴り声が聞こえました。こんなことがあったので、カルビンは自宅に帰りました。誰かが、彼に危害を加えるつもりで後をつけてきているのではないかと信じたからです。その後、起こったことについて心理士と話し合い、一緒に根拠リストを完成させることができました（彼らが書いた内容を見るために、本章の九一頁に戻ってみるとよいでしょう）。これを完成させた後、カルビンと心理士は、集めた根拠をすべて総括するような、代わりのあるいはバランスのとれた見方をあらためて見つけようとしました。まず、自分たちの発見を要約することから始め、そのうえでバランスのとれた見方を書き出そうと試みました。このプロセスの最後に、カルビンは、この新しいバランスのとれた見方に対する確信度と、もともとの思考に対する確信度を評価し、不安を再評価するよう求められました（表５・９参照）。

おわかりのように、このエクササイズによりキャスとカルビンは二人とも、厄介《やっかい》な思考に対する確信度を低下させました。そして結果的に、二人とも不安が下がったのを経験したのです。あなたも、もしもこのエクササイズをやってみたのであれば、うまくいけば同じような経験をしたことでしょう。実際にそうだったかどうかはともかく、思考を評価するためにさらに取り組んでいくことにしましょう。

本書の前段で、私たちは、物事に対する理解のしかたを変えることにより、自分の感じ方や行動のしかたを変えることは可能であると説明しました。本章ではこれまで、このプロセスの初めの部分を経験していただきました。ですから、一緒にやってきたエクササイズが、あなたの感じ方に違いをもたらしたかどうかを尋ねてみるのに、今がちょうどよい時なのではないかと思います。この質問に対する回答が「はい」ならば、ここから先の資料はあなたが将来成功するチャンスを高めるのに役立つでしょう。他方、ここまで行ってきたことが役に立たなかったとしたら、そのときにはなぜそうだったのか、また何か有効となりそうな代わりの戦略があるかどうかを明らかにする必要があります。

ここまで行ってきた取り組みの焦点は、私たちが状況を解釈するしかたにありました。私たちは一連のステップを踏み、それによってすべての入手可能な根拠についてバランスのとれた見方をしたときに、当初の解釈が正確だったかどうかを評価することが可能になったのです。おそらくあなたも、根拠をもう一度よく見直し、物事に対する代わりの見方を育てることが有益なプロセスであることに気がつかれたでしょう。そうすることで状況についての最初の思考が、必ずしも可能な限り最もバランスのとれた思考でもないことや、最も正確な見方であるとも限らないことがわかるからです。バランスのとれた見方は、ストレスにさらされているときではなく、むしろ一歩退いて状況をとらえたときに、最も得られやすいことにも気づいたかもしれません。

あなたは、いろいろな点を難しく感じているかもしれません。最も一般的な困難は次のものです。

◎実際のところ、代わりの見方を見つけたくないと思っている。
◎代わりの見方を見つけることを覚えているのが難しい。
◎代わりの見方を見つけることを覚えてはいるのだが、実際には何も思いつかない。
◎代わりの見方は思いつくが、その思考がもっともらしく感じられない。当初の思考のほうが、自分の経験を最もよく説明しているように感じられる。

これらの困難をそれぞれ順番に見ていくことにしましょう。

実際のところ、代わりの見方を見つけたくないと思っている

代わりの見方を見つけることに二の足を踏んでしまう理由のひとつは、あなたがこのプロセスをあまり信用していないことかもしれません。これには、数々の理由が考えられるでしょう。あなたがそのような信念を抱くのには、原因があると言われたことがあったのかもしれません。例えば、統合失調症といった病気があるからであるなど。統合失調症は、生物学的な身体の状態なので、あなたの厄介な思考は脳内の化学的変化の結果であると言われたのかもしれません。もしあなたがこの考え方に賛成だとしたら、心理学的アプローチの価値について懐疑的に感じたとしても驚きでは

表5・10　アプローチの長所短所分析

このアプローチを試すことの長所	このアプローチを試すことの短所

（訳者注：拡大コピーして使用できる表が272頁にあります）

ありません。
ここでは比喩《ひゆ》が役立つかもしれません。ちょっとの間、あなたの脳がコンピューターであると考えてみてください。コンピューターには、配線、プロセッサーチップそれにキーボードといった特定の固定された構成部分があります。しかし、コンピューターが機能するためには、ソフトウェア（何をすべきかをコンピューターに指示する「プログラム」）も必要です。コンピューターを所有する人なら誰でも知っているように、コンピューターはじつにさまざまなかたちで調子が悪くなる可能性があります。当然ながら、コンピューターを床の上に落としてしまったりして、構成部分が物理的に壊れてしまうこともあるでしょう。しかし、何らかのかたちでソフトウェアの調子が狂い、コンピューターの情報処理をゆがめてしまうことのほうが、はるかに一般的によくあることです。配線や接続には何の変化もなかったとしても、コンピューターが情報を利用する方法があまりに劇的に変化してしまい、その結果、無意味な動きをし始めたり、ぷっつりと動かなくなってしまったりすることさえあるでしょう。

統合失調症の生物学的モデルは脳の配線に問題があり、これを治すには薬が有効であると仮定します。その一方で、心理学的な理解のしかたでは、脳のある種の物理的な機能不全が原因で問題が生じているのではなく、脳が従おうとしているルール（ソフトウェア）が原因で問題が生じているかもしれないと考えます。コンピューターの場合、ソフトウェアの調子が狂ってしまうのは、もともとのプログラムの組まれ方に問題がある場合もあれば、インターネットを通じて感染したコンピューターウィルスによる場合もあります。人間の脳で「ソフトウェア」問題が生じるのは、その人がゆがんだ見方で世界を見る方法をたまたま学んでしまったか、ストレスのかかる出来事によって思考活動が影響を受けてしまったときです。本書で説明しているアプローチは、このプロセスを改善することを目的としています。

私たちの提案について疑問がある場合は、このアプローチの長所と短所をリストアップしてみると役立つかもしれません（表５・10参照）。結局、（これをしたからといって）失うものは何かあるのでしょうか？

代わりの見方を見つけることを覚えているのが難しい

あなたは、代わりの解釈を探したり、自分の思考の根拠を見つけたりするのが難しいことに気がつくかもしれません。人は、ストレスにさらされると最近新しく学んだことを忘れて、自動的に反応してしまうことがよくあります。心配や不安で頭がいっぱいになり、これまでに読んできたことについて考えられなくなってしまうのです。このようなことはよくありますし、正常な反応です。

これが当てはまるとしても、そんなことが起きないようにするための戦略があるかもしれません。一日の中でほかの解釈に取り組んでみる時間をあらかじめとったり、不安になったり腹を立てたり、落ち込んだりしたときに何をしたらいいかを思い出せるような工夫をしてみてください。食器棚の扉の内側（ひょっとしたら、台所で自分のマグカップやティーバッグを保管しているところ）に、思い出すきっかけとなるもの（ワークシートなど）を貼っておくこともできるでしょうし、あるいは毎日同じ時間に、例えば昼食や夕食の前に二十分間座って、このワークブックに取り組むようにしてもいいでしょう。

代わりの見方を見つけることを覚えているのだが、実際には何も思いつかない

セラピストと一緒に取り組みながら、あなたは次のようなことを考えているかもしれません。「まぁ、今はここで一緒に安全な部屋の中で座っているから、どうして自分の不安な思考を信じるべきではないのかについて、たくさんの理由を考えることができる。でも、ほかの場所にいるときにはどうしようもなくなって、唯一頭に浮かぶのが、自分が人に見られていて、その人たちはどうにかして私を傷つけようとしている、ということだけなんだよな」。

以上の経験は非常に一般的なものです。とりわけこのアプローチを採用し始めたころ、つまりこの戦略の使い方を学び始めたばかりの段階では、特にそうでしょう。落ち着いてリラックスしているときには、状況をはっきりと思い出し、厄介な出来事も説明できるような幅広いさまざまな代わりの解釈を思い浮かべることができることに気づいたとしても驚かないでください。リラックスした環境でなら、これらの解釈が本当である確率を評価できるので、これまでの章で説明したように入手可能な根拠を再吟味して、それに基づいて現実的な代わりの解釈を思いつくことができるのです。しかし、それでもやはりストレスに感じる状況にいるときには、何らかの困難を感じることもあるでしょう。

これは多くの人たちが報告することですが、いったん状況を抜け出してしまえば、代わりの信念を見つけるプロセスは結構簡単に感じられますが、その状況のさなかにいるときには、それをすることが極めて難しく感じられるのです。このようなことは、例えば往来の激しい道路沿いを歩いているときや、公共交通機関を利用しているときといった社会的状況や公共の場所でしばしば起こります。こういうときには頭が真っ白になってしまうかもしれません。そんなときでも試せる方法は数多くあります。

あなたの不安な思考に反論するための根拠を探すのに役立つ、有効な質問のリストを用意するとよいかもしれません。例えば、第7章で紹介する質問リストもその一例です。これらの質問を紙に書き、それを財布かポーチに入れておいて、何かのことでストレスを感じて代わりの信念を探す必要が出てきたら、取り出すようにするとよいでしょう。別のやり方としては、これらの質問を録音し、その後困難な状況に陥ったときに、ウォークマンでそれを聞くようにするという方法が考えられます。

よく問題になるテーマが出てきたときに使えるほかの戦略としては、落ち着いてリラックスしているときに「代わりの信念（ほかの考え方）」のリストをつくっておくという方法があります。これはセラピストなど、誰かほかの人に手伝ってもらってつくってもよいでしょう。以前の章でも説明したように、こうした信念（ほかの考え方）については、それを思いついた後に自分がそれをどれくらい信じられるか、それが自分をどのような気持ちにさせるかという観点から評価することができます。このリストは、あなたの財布かポーチに入れておき、必要になったら取り出すとよいでしょう。これも前述したことですが、この情報を録音することが役に立つという人もいますから、考えてみてもよいかもしれません。これらの簡単な戦略は、困難な状況にいると、その場では代わりの考え方をしてみることを思い出せなくなるという問題を克服する助けとなり得ます。

重要なのは、自分が学習中であることを忘れないことです。新しいスキルというのはすべて、学ぶのに時間がかかるものなのです。しかし、スキルを学び、それに上達するにつれてそれは容易で自動的なものになってきます。

例えば、私たちのほとんどは歩くというプロセスを当然と考えています。ある場所から別の場所へどのように歩こうとか、足をどのように上げ、どの高さまで上げたらいいかということについて考えたりしません。なぜなら、私たちはこうしたことをすべて自動的に行うからです。私たちは歩くというスキルを時間をかけて学んだのですが、今ではその詳細を考えたりしなくなっています。しかし、本当に油断ならない状況に直面したとき、例えば急勾配《こうばい》の凍った小道を歩いて下りなければならなくなったりしたら、突然歩くプロセスに再び極めて自覚的になるかもしれません。そうすることで用心することができるのです。同様に、新しい思考スキルを学ぶプロセスは、最初は時間がかかります。練習が必要ですし、結構難しいかもしれません。しかしながら、時間がたつにつれてそれとは意識せずにそのスキルを使うようになるでしょう。それでも、特に困難な状況に遭遇すれば、そのときは再びそのスキルに自覚的にならざるを得なくなるかもしれません。

代わりの考え方は思いつくが、その思考がもっともらしく感じられない。当初の不安な思考のほうが、自分の経験を最もよく説明しているように感じられる

これが実情なら、もしかするとあなたの当初の思考が、実際そのときに手にしている証拠を最もよく説明しているのかもしれません。しかし、こういう状況では、入手可能な証拠をすべて収集していて、何ひとつとして見逃してはいないことを確実にすることが重要です。

「自分は代わりの信念を見つけることができるし、それをどのくらい信じているかを評価することもできるけれども、それでもやはり当初の思考のほうがもっともらしく感じられる」という人がときどきいます。もちろん、すべての証拠があなたの当初の思考を支持しているとしたら、真面目な話、そのときにはそれがあなたに起こっていることの最も妥当な説明であるという可能性があります（例えば、本当に陰謀の犠牲者だということはありますが、滅多にないことではありますが）。

これが実情だと考えられる場合は、自分が代わりの説明を支持する何らかの重要な証拠を軽視していないかを確認することが重要です。時として長いあいだ抱いてきた信念が、私たちの物事に注目するやり方に影響を及ぼすことがあり得るからです。選択的にある種の情報に注意を払い、ほかの種類の情報は無視してしまうことがあります。そうなると、自分の信念にぴったり一致する証拠にしか気がつかないという可能性があります。このような状況にある人は、しばしばこのアプローチをとり続け、代わりの説明を生み出そうと努力し続けていくと、徐々に代わりの説明がもっともらしく感じられるようになることに気がつきます。

あなたがこのプロセスを最後までやり抜き、それでもなお当初の信念が入手可能なデータと最も合致するように感じられたとしたら、そのときは何らかの問題解決が必要となるかもしれません。例えば、多くの人たちは状況に応じて現れては消えていく、病的に疑い深い感覚について語ります。多少なりとも疑い深いのは、時として役に立つ可能性があります。例えば、もしあなたが犯罪率の高い地域に住んでいるとしたらどうでしょう。自分自身と財産の安全について気にするのは、完全に理解し得ることです。このような状況では、疑い深い感覚があることによって自分の財産が完全に安全であるようにし、自宅を離れるときには注意するように駆り立ててくれるでしょう。しかしながら、こうした戦略はあなたを安全に保ってくれるかもしれませんが、それ自体であなたの問題を解決することはないでしょうし、代わりの信念を見つけることにもならないでしょう。明らかに、より良い戦略は、さほど危なくない界隈《かいわい》に引っ越す方法をどうにかして見つけるか、あるいは町内パトロール会のようなコミュニティー組織を発達させる方法を見つけることです。

この最後の見解から、ある重要なポイントを繰り返したいと思います。私たちが、代わりの思考を見つけようと主張するとき、その代わりの思考が前からあった不安な思考よりも、より合理的で正確であると見なしているわけではないのです。代わりの思考は、しばしばより合理的で正確です。しかし、これは必然的にそうだというわけではありません。**どの思考が最も正確であるかを理解するための唯一の方法は、入手可能な根拠のすべてについて、バランスのとれた理解に達することによるしかないのです。**

第6章

行動を変えることによって自分の思考を評価する

これまでの章で明らかになったように、カルビンの声はしばしば彼に不快なことを言います。理解し得ることですが、このようなときカルビンは、その声と、起こるのではないかと彼が恐れていることから自分自身を守ろうとして、ある行動のしかたをします。たいていは、だぶだぶの服を着て大きなフードをかぶって外出するのです。そうすれば、彼が怖がっている相手に気づかれることもなく、したがって攻撃されることもないだろうと願ってのことです。彼は、怖いと思っている人たちの姿を見かけると、たいてい相手をじっとにらみつけようとします。相手が彼への攻撃を思いとどまるようにするためです。また、入院するはめになるだろうと声たちが言うと、カルビンはひどくおびえた気持ちになります。過去に彼が病院で味わったネガティブな経験のせいです。そのため彼は、そんなことが起きないよう防ぐ手を打ちます。例えば、薬を余分に飲んだり横になって寝ようとしたり、あるいは声たちが話していることから気をそらそうとしたりすることもあります。カルビンは、声たちに従って行動しなければならないと信じています。なぜなら、声たちは強大な力を持っているように感じられるからです。もしも言うとおりにしなかったら、ひどいことが起こるかもしれないと恐れています。

前章では、こうした対処法のいくつかが、当初感じられたほどには有効ではない可能性があることを説明しました。本章では、あなたの信念のいくつかについて、それがどれほど正確なのかをどうすれば検証することができるのか、そしてあなたがとっている行動がはたして有効なのか、それとも逆効果なのかを明らかにしていくには、どうしたらよいのかに目を向けていきたいと思います。そのためには、実験をデザインすることによって、物事を検証するという方法を取り入れることになります。実験のデザインもまた、認知療法の重要な部分なのです(19、20、23、24)。

第5章でお話ししたように、時おり代わりとなる新たな視点になかなか自信が持てないということもあります。ストレスにさらされているときや、困難な状況にあるときは特にそうです。このような困った状況のときは、実験をしてみると情報収集に役立ちます。その後、その情報を利用して自分自身の信念を評価することができるのです。本章では実験を組み立てるために一番良い方法と、その実験から最大限に多くを得るためにはどうしたらいいかについて扱っていくことにしましょう。

あなたは何を明らかにしたいのですか？

おそらく、実験をデザインするにあたって、まず最初に考慮すべきことは、自分が明らかにしたいことは何かということです。わかりきったことを言っているように感じられるかもしれませんが、これは実験をデザインするうえで非常に重要な第一歩なのです。では、キャスとカルビンの信念を例に考えてみましょう。

キャスは、警察が彼女を捕まえるために動いているという信念を抱いています。そしてこの信念に対する彼女の確信度は、彼女の生活に起こっていることに応じて変動します。

カルビンは、彼を攻撃したいと望む人たちの声が聞こえると信じています。

これらは一見したところ、簡単に確かめられる単純なことに思われるかもしれません。しかし、実際にはこれらの信念を検証することはかなり困難なことがあります。同様に、幽霊やエイリアンあるいはネス湖の怪獣（訳者注：通称「ネッシー：Nessie」。イギリス、スコットランドのネス湖で目撃されたとされる、未確認動物）の存在を証明するための実験を設定することも、かなり困難なことが明らかになるかもしれません。結局、人びとはもう何年ものあいだ、これらのものが実在するのかあるいはしないのかを明らかにしようと試み、その過程で莫大な費用を費やしてきたのです。重要なのは、たとえ幽霊やネス湖の怪獣の形跡が一切、見つからなかったとしても、それらが存在しないとする考えに抵抗を示す人はいるということです。形跡が見つからなかったのは、実験に何か不備があったからであるとし、設備が不十分だったあるいはもっと長くもしくは別の方法で探したなら、そのときには求めていた証拠が見つかったはずだと主張するのです。ここから得られる二つの重要な教訓があります。第一に、実験によってどの信念を検証したいかを決定するにあたっては、注意深くあるべきだということです。第二に、信念を検証する実験を公平に実施するためには、どの種類の証拠はその信念を支持し、どの種類の証拠はその信念を支持しないと考えるかを、実験の始まりの時点で特定しておくべきだということです。

実際は、いくつか異なる種類の実験を組み立てることが可能なこともあります。

調査

私たちにわかっているのは、キャスが警察と社会福祉局が彼女を訴えようとしていると信じているということです。また、この信念を直接検証することがおそらく困難であろうということもわかりました。しかし、キャスが信頼する人たちの意見を「調査」することを通じて、そこで得られる人びとの意見を役に立つと感じてくれることを期待するというのであれば、実施してみることができそうです。

キャスは、警察が本当に彼女のことをひそかに調べている可能性があるのかどうかを確かめるために、実験という考え方を用いる決心をしました。自ら警察署へおもむき、話を聞いてみることに決めたのです。そこで彼女は、地元の警察署へ行き、警察が彼女について何らかの実験を行っているのかどうかを尋ねました。すると、彼らはそれを否定しました。彼らはおそらく嘘をついているのであり、彼らの言うことなど信頼できないとキャスは考えました。実際、警察が言った言葉は、おそらく彼女の恐怖を確かなものにしたのです。というのも、彼らは何かを隠そうとしているようだったからです。

もし私たちが、キャスおよび彼女の考え方についてすでにわかっていることを注意深く考慮していたら、この実験の結果がはたしてどうなるか予測できていたでしょう。キャスは、すでに警察に対して不信感を抱いていたため、警察から得た情報を割り引いて考えてしまう可能性が高かったのです。

したがって、代わりとなる新たなアプローチは、キャスが実際に信用できる人物を生活の中に見つけることができるかを確かめることです。そうすれば、彼女は自分に何が起こっていると思うかについて、その人たちに意見を求めることができます。実験の前に、彼女はこの人たちをどの程度信用しているのか、また彼らの意見を考慮する心の準備がはたして自分にあるかどうかを考えることが必要となるでしょう。そのうえで、こうした人たちから何らかの情報を得るために、毎回決まった標準的な方法で質問することが役立つかもしれません。例えば、キャスは次のような質問を短いアンケート形式で信頼する人たちに提示してもいいでしょう（表6・1）。

もちろん、周りには信用できると感じられる人があまり多くいないかもしれません。この問題を回避する方法としては、例えば外来クリニックや予約なしの診療クリニックといったサービスに携わっているそのほかの人たちに、この種の調査の記入を依頼してみるとよいかもしれません。セラ

表6・1　キャスが調査に用いた質問

あなたは警察が私のことをひそかに調べている可能性があると思いますか？（下線上に×印をしてください）

（まったく違う）　　　　　　　　　　　　　　（絶対にそうである）
0　　　　　　　　　　　　　　　　　　　　　　　　　　100％

警察と社会福祉局が女性たちをターゲットとして，その子どもたちが自宅を出た後すぐに彼女たちを訴えようとしていると，あなたはどのくらい信じていますか？

（まったく違う）　　　　　　　　　　　　　　（絶対にそうである）
0　　　　　　　　　　　　　　　　　　　　　　　　　　100％

私は，少なくともこの12年間ずっと，警察と社会福祉局が私から子どもたちを引き離そうとしていると思ってきました。もしこれが事実なら，彼らはもうとっくに何かしていただろうと，あなたは思いますか？

（まったく違う）　　　　　　　　　　　　　　（絶対にそうである）
0　　　　　　　　　　　　　　　　　　　　　　　　　　100％

どのようなことがあると，警察や社会福祉局は両親を訴えるとあなたは思いますか？

1.

2.

3.

4.

5.

ピストと一緒に取り組んでいる人なら、あなたの代わりにセラピストが、同僚にこの種の調査への記入を頼んでみようと申し出てくれる可能性があります。しかし、もし誰もふさわしい人がいなかったとしたら、その場合この方法はとりわけ有効とはいえません。

実験

警察が彼女のことをひそかに調べているというキャスの信念を直接的に検証することは難しいかもしれませんが、この信念を支持していると彼女が考える根拠をいくつか検証してみることなら可能かもしれません。たとえば、

キャスは、自分が出かけると警察と社会福祉局が自宅に入ってきて、彼らが見張っていることを彼女に思い出させるために、家の中のものの位置を変えると信じています。

キャスにとって、彼女が考えているように不在中に家の中のものの位置が変えられたかどうかについての根拠を探し出そうとすることは極めて簡単かもしれません。例えば、自宅を出る前に特定

のものがどこにあるか注意して心に留めておき、その後帰宅してすぐにそれらが動かされたどうかを確認すればよいからです。表6・2は、キャス自身が自分の信念を試してみようとした結果です。実験のデザイン、起こりそうな問題および実験の結果はすべて、行動実験のための記録シートに記入します。パデスキーとグリーンバーガーの著書、Mind Over Mood[20]（邦訳『うつと不安の認知療法練習帳』大野裕監訳、岩本彰訳、創元社、二〇〇一）にも同様の形式のものが紹介されており、本書のものはそれに基づいています。自分自身の実験を考えてみたいという方のために、未記入のこのシートを巻末の付録に掲載しました（二七三頁）。

ものが移動されていることをめぐるキャスの心配に関しても、調査は有益かもしれません。例えば、彼女のセラピストはなぜかと聞かれると説明はできないが、自宅の中のものが動かされたという感じを抱いたことがあるかどうかを同僚たちに尋ねました。十一人のうち八人が、そのような感じを経験したことがあると答えました。しかもそのうち六人は、そのようなことがしばしば起こると答えたのです。この結果に、キャスは心配が和らぐのを感じました。

前述のキャスの信念を検証するにあたって難しい点のひとつは、どのような実験を行うかということです。何かの位置が変わったかどうかを確かめるために家中のものをすべて確認するというやり方をすると、もともとどこにあったのか正確にその位置を思い出すことができないものがおそら

表6・2　キャスの実験シート

検証する思考：私の外出中に警察が自宅に入ってきて，ものを動かす					
思考に対する確信（0～100%）：実験前　100%　　実験後　95%					
思考を検証するための実験	起こり得る問題	問題に対処するための戦略	予想される結果	実際の結果	代わりの思考
自宅を出て，帰ってすぐに，特定のものが動かされているかどうかを確かめる。 キッチンテーブルの右端に並べられたガス代の領収書がランプに触れている。 ダイニングテーブルの下に押し込まれた足載せ台 ソファーに投げ出された買い物かご ベッドサイドテーブルの上の写真アルバム	家の中のすべての物について，それぞれがあった場所を正確に思い出すことができないかもしれない。 移動されたかもしれないものを探せば見つかる可能性がある。 誰かほかの人が家に入ってきて，ものを動かしたのかもしれない。	もし，警察がわざとそのようなことをしているとしたら，彼らは私が気づくだろうものを動かす可能性が最も高いだろうから，私は特定のものに焦点を置くだけでいいだろう。 不法侵入警報機をオンにしておく。 犬を家の中に入れておく。 娘か誰かほかの人と一緒に外出する。	ものは動かされているだろう。	私がこれだと思っていたものは動いたように見えなかったし，娘もこれらのものが動いていないと確信していた。警報機は作動していなかったし，犬は私たちが帰宅したとき，落ち着いているように見えた。	今回は，誰かが入ってきていたようには感じられなかった。

く何か浮かび上がってきます。このような不確かさから、ひょっとしたらそれは動かされたのかもしれないと信じるようになるかもしれません。ですから、キャスが自分の行動を変えてみたほうがよいかもしれません——例えば、舗道を見つめて数をかぞえることをしないで外出してみるなどして、何が起こるかを見るのです。このタイプの検証のしかたは、**行動実験**として知られています。

行動実験

このセクションでは、自分の安全行動を変えることで信念を検証するやり方について検討します。覚えておいていただきたいのは、安全行動のようなたぐいの行動は、短期的には気分を改善させることがあっても、長期的には実際のところますます気分を悪化させている可能性があるということです。

まず、最初にすべきことは、どの行動を変えたいのかをはっきりとさせ、次にそれをどのように検証したいかを明確にするということです。第4章の最後のエクササイズ（七四—八〇頁）に対するあなたの答えは（特に「私は、このようなことが起こらないようにするために何かしているだろうか？」に対する回答は）、変えたい行動を見つけるのに役立つはずです。

これまで見てきたように、カルビンは何年にもわたって声を経験してきました。彼は、それらの声がいったい誰のものなのか確信がありませんでした（ただし、そのうちの一つは、施設にいたときに彼を虐待した人物の声に酷似していました）。声たちに「あくまで自分を守るんだ」や「奴がおまえのことを噂《うわさ》している、行って殴ってやれ」と言われると、カルビンは言うとおりにしなければならない気持ちになるのです。命令に従う以外に選択の余地がなく、そうしなければ何か恐ろしいことが起きるように感じるのです。彼は声たちがとてつもない力を持っていると思っています。

カルビンは、声たちを完全に排除したいわけではないということをはっきりとわかっていました。というのも、声たちは時おり彼を慰めてくれることもあったからです。しかしながら、声をもっとコントロールできればよいのにと思っていました。目下のところ、自分は声をまったくコントロールできないと信じていました。声たちは極めて強力で、何の理由もなくまったく唐突に現れると確信していたのです。

そこで、カルビンが声に影響を及ぼすことが可能かどうか、さらには彼が声をいくらかでもコントロールできるようになるかどうかを確かめられるように実験がデザインされました。彼は最初、声をまったくコントロールできないと信じていましたので、声を引き起こす方法（自分が施設にいたときのことを考えると、声を招き寄せるのに有効な方法となるようでした）と、声の激しさを和らげるための戦略が教えられました（声に出して本を読んだり音楽を聴いたりすると、声たちの侵入を一時的に阻止できるように思われました）。カルビンはその後、これらの戦略を試してみるよう求められました。その結果については、続いて紹介する実験シートの最初に示されています（表6・3参照）。

カルビンはまた、声がほかの人たちにも聞こえているという印象も抱いていました。彼は、声のことで気まずく思うようになり、（安全行動として）孤立してしまうことが多々ありました。ひとつには、声たちが話しているひどい内容がほかの人に聞こえてしまうのではないかと恐れていたからです。声たちは、あまり大きくないこともありましたが、非常に大きいときもあるので、そういうときにはほかの人にも確実に聞こえていると信じていました。この信念を検証してみるために、再び実験が準備されました。その結果は、二番目のシートでご覧いただけます（表6・4参照）。

これらの実験からわかるように、構造化された方法で物事を実際に検証してみることは極めて有益です。自分自身の厄介な思考のいくつかを検証してみるために、どのような実験を用いることが

表6・3　カルビンの実験シート1

検証する思考：聞こえてくる声を，私はコントロールできない					
思考に対する確信（0～100%）：実験前　100%　　実験後　30%					
思考を検証するための実験	起こり得る問題	問題に対処するための戦略	予想される結果	実際の結果	代わりの思考
自分の昔の生活について考えることによって声を呼び起こし，そのうえで声を抑制するための戦略を使ってみる。	私は声を引き起こしたり，それを抑えたりすることができないかもしれない。 声が聞こえ始めたら，気が動転してしまうかもしれない。	セラピーセッションのなかで対処スキルを練習しておけば，誰かに助けを求めることができる。	声を引き起こすことも消すことも私にはできないだろう。	私は，短期間のうちに，特定の物事について考えることで声を引き起こすことができるようになった。短い時間ではあるが，本を読んでいるときには声を止めることができるようになった。	ひょっとしたら私は声をいくらかコントロールできるのかもしれないし，声は私が思っているほど強力ではないかもしれない。

表6・4 カルビンの実験シート2

検証する思考：ほかの人たちにも私の声は聞こえている					
思考に対する確信（0～100%）：実験前 100% **実験後** 30%					
思考を検証するための実験	起こり得る問題	問題に対処するための戦略	予想される結果	実際の結果	代わりの思考
セッション中に声を引き起こし，テープレコーダーを使って，部屋で起こっていることを録音する。テープレコーダーがまともに機能していることを確認できるように，ラジオを背後で流しておく。	特に思いつかない。		テープレコーダーに声は録音され，おそらくラジオと同じくらいの音量があるだろう。	ラジオの音以外，何も聞こえなかった。声はそれほど大きくなかったが，少なくとも流していたラジオと同じくらいの音量はあったので，声たちは録音されていたはずだ。	ひょっとしたらほかの人には，あの声が聞こえないのかもしれない。次回，声が聞こえてきたら，孤立してしまうのでなく，ほかの人たちが声に反応しているかどうかを確かめてみよう。

できるかを考えてみると役に立つかもしれません。どの思考と行動を検証したいのかをはっきりさせるために、付録に掲載された実験シートを利用しましょう。ただし、起こり得る問題と、それに対してどのように対処したらいいかについて考えておくことも忘れないでください。

これらの実験を行うことで、カルビンは安心し、安全行動をやめてみようと思えるまでになりました。その後、彼が公共の場にいるときに声たちが聞こえてきたときには（自宅に舞い戻るのではなく）、そのままそこに留まりました。そして、人びとにはどうもその声が聞こえていないようであることに気づいたのです。その後、声たちが「誰かに攻撃されるぞ」と言ってきたときにも彼はその場所に留まり、人びとをにらみつけて追い払おうとするようなことをしませんでした。それでも誰にも攻撃されなかったので彼は不安が和らぐのを感じ、人びとが自分を傷つけたがっているという信念を改めて見直すことができました。

表6・5　実験シート

検証する思考：					
思考に対する確信度（0～100%）：実験前			実験後		
思考を検証するための実験	起こり得る問題	問題に対処するための戦略	予想される結果	実際の結果	代わりの思考

第7章

役に立つ対処、役に立たない対処

本章では、どうしたら問題に対処する能力を高めることができるかについて考えていきます。賢明にも、人は自分なりの対処法を編み出すものです。しかも、そうした対処戦略はかなり役立ち、相当に有意義なものとなることが多いのです[25]。通常、そうした対処法は、長い時間をかけて少しずつ特定の行動が状況を良くするあるいは悪くすることに偶然気がつくにつれて、出来上がってくるのです。そして、時が満ちると確かな対処戦略としてまとまり、医療の専門家からの助けがないときにしばしば用いられるものとなります。例えば、食事を調整して紅茶やコーヒーの飲み過ぎを避けたり、心を慰めてくれる音楽に耳を傾けたり、または一人でいることを求めたりといったことが含まれます。しかしながら、本書全体を通じて述べてきたように、時として私たちが問題に対処するために行っていることが、実際、当の問題を持続させてしまっていることがあるのです。場合によっては、その問題をさらに悪化させてしまう例すらあるのです。

カルビンの疲れはたまっていき、なかなか寝つけなくなり、気づくとテレビゲームをしたりテレビを観たりして夜遅くまで起きているようになりました。そして、寝不足を埋め合わせるために遅くまで寝ていることを自分に許し、時には午後四時、五時まで起きないこともありました。結果として、彼は大学の講義に出席できなくなってしまったのです。彼は、その課程の受講資格を得るために長年努力したので、講義にはどうしても出席したいと思っていました。そのため、講義を受けないと、そのことでますますいやな気分になりました。自分の欠席について講師が何と言うだろうかと彼は心配しました。そして寝ようとすると、このことが彼の頭の中をグルグルとめぐるのでした。

おわかりのように、この戦略（寝過ごすことを自らに許すこと）は、もともとカルビンが疲労感に対処することを意図していました。この戦略のおかげで彼は疲労を克服できたわけですから、ある意味、これは短期的には成功したと見なすことすらできます。しかし、問題は、カルビンが短期の戦略をそのまま長期の対処法にしてしまったことなのです。いったんこの悪循環が確立してしまうと、どうしてその循環を断ち切ることがカルビンにとって難しくなったのかは容易に理解できます。一日のあまりに遅い時間に起きるため、よけいに夜、まともな時間に眠りにつきにくくなったのです。結局、起きて寝るという普通のリズムがほとんど逆転してしまいました。最初はうまくいっていた対処戦略が、問題となってしまったのです。

本章では、あなたが自分の現在の対処戦略を明らかにして、それが実際にどのくらい役に立っているのか確かめるのをお手伝いします。現在の戦略を何らかのかたちで改善できないか、あるいは逆に、それが現在役立つよりはむしろ害を引き起こしているのでやめるべきなのかどうかを明らかにできるようにお手伝いしましょう。

過去にカルビンは、自宅に一人でいるときに声が聞こえるという経験をしていました。彼は、それらの批判的な声に対し、怒鳴り返すことで反応していました。このように対処することで、彼の欲求不満はいくらか和らぎ、しばらくのあいだ、声も聞こえなくなりました。しかし、隣近所の人たちは彼の怒鳴り声に脅え、警察に苦情を言ったのです。苦情について調査するために警察がカルビンの自宅に到着すると、彼はストレスと恐怖を覚えました。

心理士がカルビンに、過去に用いていたほかの対処方法を使うことを考慮してみるように言ったところ、彼はかつて自分が悩んでいたときに音楽を聴いていたことや、本を読むことで短期的ではあるものの声が減ったように感じられたことを思い出しました。音楽を聴くことは、かつてはずいぶんと役に立ったものでした。しかし、しばらく前にステレオが壊れてしまってから、彼はこの方法をやめてしまったのです。カルビンは、ステレオの修理のために多少の出費をすることと、ヘッドフォンに投資することを決めました。そして、翌週に声が聞こえ始めたらヘッドフォンで音楽を聴いてみることに同意したのです。また、次の点について記録してみるように言われました。

声はどれほど頻繁に聞こえたか。
声はどの程度、苦痛に感じられたか。
声が聞こえて、彼はどうしたか。
近所の人たちは、どれほど頻繁に警察を呼んだか。

新しい戦略を試してみたところ、カルビンは声が依然として聞こえているものの以前ほど長くは続かなくなり、苦痛も前ほどではなくなったことに気づきました。彼はまた、怒鳴る代わりに音楽を聴いたり雑誌を読んだりしていると、近所の人たちが警察に苦情を訴えなくなったことにも気づいたのです。そのおかげでストレスもそんなに感じなくなり、近所の人たちとの人間関係も改善したのでした。

対処戦略は、人によってずいぶんと異なることがあります。一部の人にとって役に立つ戦略が、ほかの人にとっては問題となる可能性もあるのです。秘訣は、自分にとってうまくいくことは何かを理解することですが、それだけでなくほかの人たちにはどのようなことが役立ってきたのかを学ぶことです。

対処戦略は、多くのカテゴリーに分けられます。

◎精神病への対処
◎精神保健の問題にまつわるスティグマへの対処
◎毎日の生活への対処

カルビンは、次の質問表（表7・1）に記入することによって自分の戦略を評価しました。

表7・1　カルビンの戦略の評価

対処のためにしていることは何ですか？	この戦略の役立つ側面	この戦略の役に立たない側面	ここから学んだことは？
声に向かって怒鳴る。	そのときは気分が良くなる。 怒りを吐き出せる。	近所の人たちが文句を言う。 たいてい警察に通報される。 それによってますます頭にくる。 ますますストレスが大きくなる。	アパートにいるときには，声に向かって怒鳴ることで反応する代わりに，気をそらすほうが有効な方法かもしれない。 ヘッドフォンで音楽を聴いたり，雑誌を読んだり，楽しめそうな映画を観たりといった戦略を用いて気持ちをそらすことを試してみよう。
大麻を吸う。	声によるストレスが減る。	声がますます長く続く傾向がある。 大麻を吸うとますます被害妄想的になることがある。	ひょっとすると，外出してみる価値があるかもしれない。
寝る。	よくわからない。単に自分がこれまでいつもしがちだったことに過ぎない。	声が聞こえる。 孤独で落ち込んだ気分になる。	
音楽を聴く。	音楽を聴くと声から自分の気をそらすことができる。 落ち着いた気持ちになる。 ヘッドフォンを使用すれば警察はやってこない。	気持ちをそらすためにはかなりの音量で何かを聴かなければならない。	

（訳者注：拡大コピーして使える空欄の表が274頁にあります）

精神病に対処する

本書全体を通し、私たちは精神病に関連した苦痛に対処するための戦略を育てることに焦点を当ててきました。それは、いったん苦痛が和らぐと、精神病症状も改善する傾向があるという前提に基づいています。自分の思考を評価するといった、これまでに本書で提案してきたテクニックのなかには、動揺したり腹を立てたり、あるいは悲しく感じたりしたときにも利用可能なものがあります。また、精神科の薬が役に立つことに多くの人たちが気づいていますので、後の章では薬のプラス面とマイナス面について取り上げることにします。しかしながら、自分の抱負や夢、そしてその達成に向けて努力し続けることを確実にすることも忘れないようにしたいものです。

回復は、徐々に進むプロセスとなるでしょうから、ぶり返しが起こり得ること、また事実それは予測され得ることを心に留めておくことが重要です。途中で障害に遭遇することもなく、ひたすらに着々と回復へと向かっていくということはまれです。むしろ、二歩進むごとに一歩後退しているのに気づいたという可能性のほうが高いでしょう。このような後退が起こると、まるで自分が振り出しに戻って、また一からやり直しているかのように感じられるかもしれませんが、そのようなこ

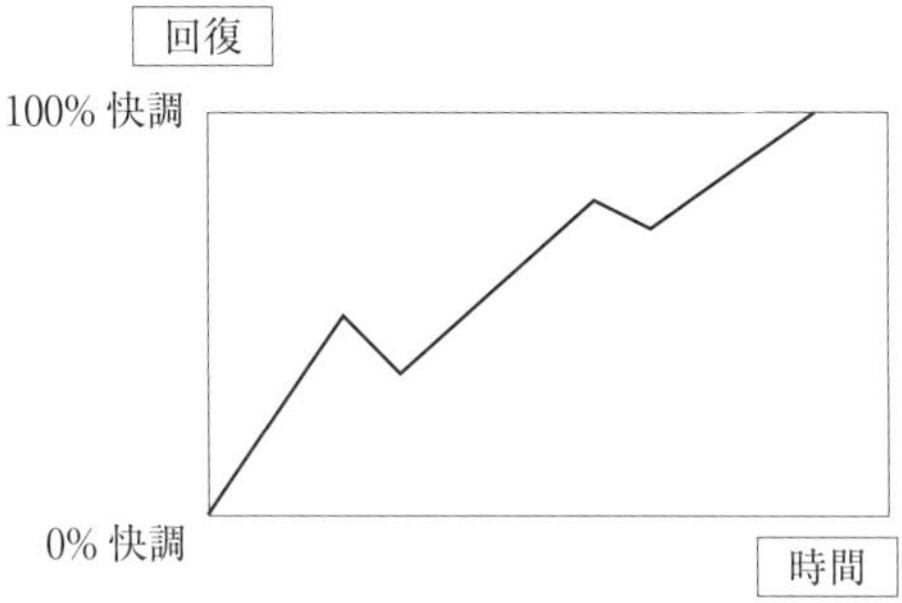

図7・1　回復のプロセス

とは滅多にありません。ぶり返しが起きたときでも、自分がまだ全体的には正しい方向へ進んでいることを思い出す必要があります。ここに示す図７・１は、回復がどのようにして起きるかを表す典型的なグラフです。

精神保健の問題に関連したスティグマへの対処

精神保健の問題に関連したスティグマのせいで孤立感を抱くようになり、ほかの人との交際ができなくなったと感じている人が大勢います。ほかの人が自分のことをどう思うだろうかと心配し、それが妨げとなって他者とかかわることができないのです。この問題については、あなたの担当精神科チームが力になれることもありますが、よく似た経験を経てきたほかの人たちと接触する機会を持つことがとりわけ役に立つと感じる人たちが多いようです。利用者グループや自助グループは、体験を共有し、よく似た経験を経てきたであろうほかの人たちと、安心できる環境で人間関係を築くための有益な方法となるでしょう。また、多くの人たち（芸術家、俳優、および音楽家といった有名人を含めて）が、精神病性の体験を抱えながらも、精神保健サービスとの接触をまったく必要としていないということを心に留めておくことも役立つでしょう（第2章を見直すと役立つかもしれません）。

日常生活への対処

日常生活は、時として非常につらくなることがあります。しかも余分に困難を抱える人たちにとっては、日常生活上しなくてはならないごく簡単なことをするのさえ、くじけそうになることがあります。自分の手に負えないと感じられるような仕事について、助けを求めることを恐れてはいけません。あなたはこれまで、自分の生活にうまく対処していくスキルを育てる機会がなかったのかもしれません。たぶん、抱える困難ゆえに、あたり前の日常の仕事のこなし方を学ぶ機会を逃してきてしまったのでしょう（私たちの経験では、青年期に精神病を発症する人たちは、ふと気づくと十分に大人になってもまだ自分の両親と一緒に暮らしており、そのためたいていの人たちよりもかなり遅くなっても独立して生活してみる機会を得られないことがあるようです）。これが当てはまる場合は、作業療法サービスを受けたり、あるいは地元の大学で提供される課程を受講したりすることで助けが得られるかもしれません。

代わりとなる対処戦略

幅広い対処戦略を身につけることが大切です。本書では、全体を通し、認知戦略（物事を考える最善の方法を見つけることに関する戦略）に焦点を置いてきました。しかし、ほかのアプローチについて考えることが有益なこともあります。食事や運動などについて考えてみてください――悪い食習慣と運動不足は無気力と疲労をもたらす可能性があり、うつ病の症状の多くと似ています。あなたは、普段から偏りなく食事を取っていますか？　十分に運動をしていますか？　段階的な運動が敏捷性《びんしょうせい》と気分を向上させる可能性があることは、研究が一貫して証明しています――実際、運動は抗うつ薬とまさしく同じくらい効果的である（しかも副作用はない）ことが多くの研究で明らかにされています。

もしも不健康な食事を取り、運動をしていないのなら、どうしたらより良い食事を生活に組み込むことができるのか、あるいは運動する習慣を始められるのかについて考えるとよいかもしれません。これまで長いあいだ運動をしていなかった場合は、徐々に始めることが重要です。そして、少なくとも最初のうちは、運動の後にいくらか筋肉痛になるだろうことは予期しておいたほうがよいでしょう。一般的には、それまで使用されていなかった筋肉が初めて運動を経験すると、硬直し、運動後すぐに痛くなります。そして、その感覚は徐々に強まり、通常、その翌日にピークを迎えます。したがって、もし運動の翌日に不快感を覚えたとしても、それは完全に普通のことです。もちろん、どこかが悪くなったというサインでは決してないのです。

スポーツジムに行かなくても体調の改善に乗り出すことは可能です。交通機関やエレベーターを使わずに特定の場所まで歩くことから始めることができます。医師は、三十分の有酸素運動（脈拍数を上げる運動）を、少なくとも週に三回はしたほうがいいと勧めるでしょうが、きびきびとした足取りで歩けば、この目的のためには十分です。しかし、なにがしかの種類の正式な運動クラスも、幅広く利用可能です。スポーツジムの会員になろうとするとかなりのお金がかかりますが、地元のレジャーセンターや似たような施設であまり高価でないクラスが利用可能なことがわかるかもしれません。水泳も素晴らしい有酸素運動の一種であり、通常高いお金はかかりません。

時おり、人は運動をするとひどく疲れるだろうと考え、そのために運動を避けることがあります。運動をすると最初は疲労を感じるかもしれませんが、定期的な運動をほんの短期間すれば、その後は、その正反対の効果が得られるようになります。私たちは費やすエネルギーを決まった量しか持っていないわけではありません――驚くべきことに、より多く費やせば費やすほど多くを得られるのです！　体調が改善するにつれて、あなたは、自分がより敏捷になり、やる気も出てきて、生活上の必要により多く取り組めるようになることに気づくでしょう。

ヨガを始めたところ、それが運動面だけでなく精神的にも優れた対処戦略を発達させるうえで役立ったと報告する人びとを、私たちは大勢知っています。なかには、紅茶やコーヒーを制限することでカフェインの摂取量を減らすといった簡単なステップが極めて有益となり得ると感じる人もいます。多くの人たちが、ストリートドラッグ（訳者注：街角で簡単に手に入る麻薬）の摂取量を制限すると、自分の感じ方に大きく、また有益な影響を及ぼし得ることに気づいています。概して、ストリートドラッグは、精神病を持つ人びとに極めて有害なようです（このように述べつつも、私たちは批判していると受け取られることを望んではいません）。

現在では、大麻、覚醒剤、コカイン（これらは、脳の化学物質に強力な影響をもたらします）といった薬が、影響を受けやすい人にとって精神病エピソードを引き起こす可能性があることを裏づける、信頼に足る科学的根拠が存在しています。[26] 残念ながら、精神病を持つ人たちは、不幸や抑うつの感情を改善しようと試みるなか、これらの薬物を摂取することがよくあります。しかし、結局ほぼ必ずその影響はまったく正反対のものとなるのです。実際、ストリートドラッグを服用することは、短期的にはプラス面があるように見えるものの（それらの薬物を摂取する精神病の人たちは、しばらくのあいだは、より幸せに感じることが多いのです）、結局、ダメージを与えることになり得る対処戦略のもう一つの例と考えられます。ストリートドラッグには精神病問題を持続させる傾向がある、という事実から逃れられないのです。

自分の生活のなかに何か良いこと、つまり短期的にも長期的にも楽しみに待っていられるようなことを持つことは重要でしょう。定期的にポジティブな経験をすることは、精力的で将来について楽観的な気分でいるために極めて重要です。ポジティブな経験といっても、パブへ繰り出したり、友達とサッカーボールを蹴って遊んだり、映画に行ったり、あるいは楽しみに待っていられるように週末に出かける予定を立てたり、といった簡単なことでいいのです。私たちの経験では、精神病を抱える人たちはさまざまな理由から、これらの方法で自分を甘やかすことはできないと感じることが多いのです。精神病問題が、時おり妨げとなることもありますし（例えば、おびえてパブに行けないなど）、自分には楽しいことを経験する資格がないと感じたり、そうしたたぐいの経験は自分が何か有用なことを達成するまで延期されるべきであると考えたりすることもあります。もしくは、自分にはそのような経験をするに必要なだけのエネルギーが欠けていると感じることや、どうやって楽しい時間を過ごしたらいいのかすっかり忘れてしまっているということもあるのです。精神病問題がおもな障害である場合には、本書ですでに紹介した方法が役立つはずです。同様に、もしあなたが自分には楽しい経験をする資格がないと感じているならば、これはおそらく、何らかのネガティブな自動思考のせいでしょう。そのような思考は、より詳しく調べてみたら再検証の余地があるものです。楽しい経験を無期限に延期することは、ほぼ必ず誤りです。なぜならこのような経験があるからこそ、私たちは、あまり楽しくない生活上必要なことにも取り組もうという気持ちになれるからです（秘訣は、自分を甘やかすことと、決められた日課に取り組むよう努力することのあいだに適切なバランスをとることです）。最後に、運動と同様楽しい活動によっても、その活動を始めるのに費やされた努力に報いて余りあるほどにエネルギーを増大させることができます（人には人生の何らかのときに、自分としてはむしろ自宅でテレビでも見ているほうがずっといいのにと感じながら、何らかの社交の場に行ったという経験をしたことがおそらくあるものです。そのときのことを振り返って考えたなら、あなたは――そこへ自分自身を無理やり行かせなければならなかったという事実にもかかわらず――その出来事を楽しんだことをおそらく思い出すでしょう）。

精神病を経験する人たちのなかには、より創造的な趣味が極めて有益だと感じる人が多くいます。

例えば、執筆、絵画、写真、音楽、ダンス、あるいは彫刻が含まれます。実際、精神病の困難を抱える人たちは、平均して標準的な人たちよりもより創造的であることを裏づける十分な科学的根拠が存在します。そのため、何であれ、あなたが持っているかもしれない創造性を開拓することには意味があるのです。

代替治療は、どんどん一般的になってきています。そのため精神病を抱える人たちは、もっとうまく対処できるようになることを願って、こうした代替治療に頼ることがあります。鍼《はり》治療、リフレクソロジー（訳者注：手足のツボマッサージ）あるいはマッサージといったアプローチが精神病を良くするという科学的根拠はありませんが、その一方で、それらはリラックスと自信を促進することで役に立つことがときどきあります。

キャスは、薬物療法にいくつかの問題を抱えていました。副作用がますます苦痛に感じられていたのですが、そのことについてチームと話をすると、また病気になりつつあると思われはしないかと心配だったのです。しかし、彼女は、その状況についてサポートワーカーに話をする決心をしました。サポートワーカーは、彼女の心配に耳を傾けるとともに、自分が正しく理解したことを確かめるためにそれらを書き留めました。キャスは、書き留められたことに同意し、チームとの次のミーティングにサポートワーカーにも是非出席してくれるよう熱心に頼みました。

チームミーティングでサポートワーカーは、キャスが経験している困難について話し合いました。チームは、問題のリストに注意深く耳を傾け、彼女の薬を減らしてみてそれで効果があるかどうか確かめることにしました。それから数週間にわたり、キャスの気分はかなり改善しました。副作用が実質的に消えてしまったからです。これによって彼女のストレスのレベルと、チームに対峙《たいじ》することについて抱えていた心配は大幅に低下しました。ストレスをさほど感じなくなったおかげで、彼女はより多くのことに取り組めるようになり、それによって自分自身に対してもより良く感じられるようになったのです。

時おり、困難に対する自分の対処方法を少し変えることで、感じ方に大きな効果をもたらすことが可能なことがあります。あなたが自分の困難に対処するために用いている戦略について考え、何かほかの方法を用いることができないかどうか、あるいはすでに用いている方法を改善するだけでも有効となる可能性はないか確かめてみてください。これを行うために、対処戦略の評価表（二七四頁）が付録に掲載されていますので、完成させてみると役立つかもしれません。

第8章

自分自身について気分良く感じる

外出すると、自分についてネガティブに考えるようになる、というのは極めてよくあることです。このような環境に置かれると不安に感じたり、被害的になったりしやすいのです。長いあいだ抱えてきたネガティブな信念が、突然心に浮かんでくることがあります。これらの信念は、あなた自身またはほかの人びとについてのこともあれば、一般的に世界に関するものということもあります。

この種の信念は、困難なあるいは不快な環境の結果として、しばしば私たちの人生の早期に形成されます。子どもに何か良くないことが起こったとしても、それが当の子どもの責任ではないことは明らかです。しかし多くの場合、子どもは自分自身を責めることによってしかトラウマとなる出来事を理解することができません。このようなことは特に、例えば子どもたちがおまえが悪いと繰り返し言われたり、あるいは彼らを世話すべき人物から一貫してひどい扱いを受けたりする場合に起こります。こうした環境に置かれると、子どもはすぐに何か良くないことが自分に起こるのは自分が悪い人間だから、と考えるようになってしまいます。

この種の信念は人生の早期に発達することから、それについて疑問を呈することは思いもよらない、ということがあります。むしろ、私たちはそれらを一〇〇％正確であると受け入れ、あたかもそれが真実であるかのように考え、感じ、行動してしまうことがあるのです。

キャスは、六人きょうだいの末っ子として育ちました。彼女の母親は、キャスの子ども時代を通じてひどいうつ状態だったことから、結果的に、子どもたちのための時間がほとんどなく、まったく愛情を示しませんでした。キャスの父親は非常に厳格で、子どもは父親の規則によって生活し、命じられたようにつねに行動すべきであり、少しでも命令に従わなかった場合には罰せられるべきである、と信じていました。父親はまた、子どもたちに褒美をやったり、ほめたりすることは彼らをつけあがらせてしまうと信じていたので、そのようなことは決してしませんでした。キャスは学校で、身体に合わないみすぼらしい古着を着ていることが多く、母親がうつ状態で彼女の世話をすることができなかったため、入浴もせず髪にブラシもかけずに登校することがよくありました。結果的に、キャスは在学中ずっといじめを受け「変人」呼ばわりされたあげく、学校の職員からも、生徒たちからも同様に目の敵にされたのです。

キャスは、十八歳のときにある男性と出会い妊娠しました。父親はこのことを知ると、彼女を「売春婦」や「尻軽女」と呼び、自宅から放り出し、戻ってくるなと言いました。彼女は結婚しました。自分にはほかにどうすることもできないと感じたからです。しかし、すでに見てきたように、この結婚は不幸なものでした。夫は、彼女の父親とまったく同じくらい彼女に対して批判的だったからです。

キャスと話をしてすぐに、セラピストは彼女が次のような信念を抱いていることを発見しました。それは、「私は悪い人間だ」「ほかの人たちは私よりも優れている」「私は人に笑われる」「もし私がどれほど悪いか知られてしまったら、子どもたちは私から引き離されて、連れて行かれてしまうだろう」というものでした。第一子の誕生後、これらの信念のせいで彼女は、はたして自分は息子を世話することができるのだろうかと疑問に感じるようになりました。そして、自分がどれほど悪い母親であるかをほかの人たちが知ったらどうしようと心配になったのです。先の章で見たように、彼女は恐れるあまり自宅を離れることができなくなってしまい、近所で起こったことは何でも、社会福祉局と警察が彼女を調査していることを示すサインであるとして解釈し始めました。第二子の誕生後、この問題は非常に深刻化し、彼女は恐怖のあまり近くの店を訪れることもできなくなりました。そして、わが子に食事を与えるために近所の家々の玄関口から牛乳を盗むことに頼るようになってしまったのです。このようなことは、彼女の「自分は悪い人間だ」という気持ちと、「警察に何をされるだろうか」という心配にますます拍車をかけるだけでした。

セラピストと一緒に取り組み始めると、キャスの心配はいずれも、自分は悪い人間で、母親としてふさわしくないという信念を中心としたものであることが明らかになりました。この信念システムは、キャスが非常に幼い時期に自分の世界を理解するうえで役立ったことから、はたしてそれが自分自身を捉えるための有効な、あるいは現実的な方法なのかどうか、評価してみようと考えたことが一度もありませんでした。その代わり彼女は、自分の信念を一〇〇％真実として受け入れてしまっていたのです。

本章では、あなたの苦悩に寄与している中核信念を見つけることができるように助けましょう。また、なぜポジティブな経験やフィードバックを得ても、このような信念がしつこく続くのかを理解できるように援助しましょう。これらの信念の起源が何であれ、本章は、あなたがその信念を自分自身、世界、そしてほかの人たちについてのより現実的でより有効な思考方法へと変えるうえで役立つでしょう。

なぜ信念は持続するのでしょうか？

キャスは、かなり幼いころからずっと「私は悪い人間だ」「私には価値がない」「私はバカだ」と信じてきました。これらの信念は、彼女にとっては理にかなったものでした。なぜなら、こうしたことを自宅や学校でたびたび言われてきたからです。しかも両親は、彼女がすることを一度もほめたことがありませんでした。セラピストの質問に対し、キャスは、自分自身に関するこれらの表現のそれぞれについて一〇〇％信じていると答えました。

キャスのセラピストは、次に誰かが彼女について何かネガティブなことを言ったり、あるいは彼女に対してネガティブな行動のしかたをしたりしたらどう思うかを考えてみるよう求めました。キャスは、「まさしく私が思ったとおり」と思うか、「私のことで彼らが言っていることは正しい」と思うだろうと答えました。次にセラピストは、もし誰かが彼女について何かポジティブなことを言ったり、あるいは彼女をほめたり、さもなければ「彼女は素晴らしい」「価値がある」「聡明である」と思っているということをうかがわせるようなしかたで行動したりしたらどう思うかと尋ねました。キャスは、しばらく考えていましたが、もしそのようなことが起きたら自分はおそらくそのほめ言葉を無視し、何かの間違いで言われたのだと思うか、自分はからかわれていると思うだろう、と答えたのです。

キャスとセラピストは、何が起こっているのかについて話し合いました。キャスは、自分自身に対するネガティブな見方にぴったりと一致することを見たり、聞いたりすると、いつでもそれを真実として受け止め、さらにそれを、自分が悪い人間で価値がなくバカであることの「根拠」として記憶に留めました。その一方で、もし誰かがキャスの自分自身に対する見方と一致しないことを言ったりしたりした場合、彼女はこの情報を無視するか、あるいはそれが自分の信念にぴったりと一致するまでねじ曲げてしまうのです（例えば、「彼らはただ、からかうために私について良いことを言っているだけだ。なぜなら彼らは、私をバカで悪い人間だと思っているのだから」と心のなかで自分に言うことによってです）。

キャスの考え方に目を向けると、彼女の問題が明らかになります。キャスは、自分自身についてのネガティブな思考に一致しない情報を無視し割り引いて聞いています。あるいは、その情報を無理やりねじ曲げて、自分の既存の思考にぴったりと一致させるのです。これでは、彼女の思考に矛盾する情報が周りにどれほどたくさんあろうとも、この情報を、自分自身に対する低い評価に異議を唱えるために利用することができないということを意味します。したがって、ほかの人が何を言おうと何をしようとも、また彼女が何を達成し、ほかの人が彼女について何を考えようとも、キャスは、自分は悪い人間で価値がなくそしてバカであると信じ続けるのです。実際、時間が経つにつれて彼女は、自分が悪い人間であることを裏づける「根拠」をますます記憶に蓄積していくのです。

幸いにも、このプロセスを逆転するためにできることがあります。これまでの章で、私たちは自分に苦痛を引き起こす思考を見つけ、評価することを学んできました。本章では、このやり方を自分の中核信念（あなたが非常に長いあいだ抱えてきた、自分自身についての信念）に対して、どのようにして使ったらよいのかを学べるようあなたを支援していきます。この種の思考を変えるのは、自動思考を変えるのと比べてより困難であり、時間も長くかかりますが実行可能です。これは、数時間というよりもむしろ何週間あるいは何カ月間にさえわたって、あなたが辛抱強く続けていく必要があることです。しかし、その結果は長く続くでしょうし、あなたの感じ方に大きな違いをもたらすことでしょう。まず、最初にすべきことは、あなたに問題を引き起こしている中核信念を突き止めることです。

中核信念を突き止める

あなたの思考記録を見たり、あるいは声が聞こえている場合は、それらの声がここ数カ月間にわたって言ってきたことについて考えてみたりすると、繰り返し浮かび上がってきているとおぼしき何らかのテーマがあることにおそらく気づくでしょう。これらのテーマが現れるのは、日々の考え方というのは、世界、他人、および自分自身についての私たちの中核信念によって非常に大きく影響を受けているからです。したがって、あなたの思考と声のなかに存在するテーマを研究することは、自分の中核信念が何かを明らかにするうえで役立つでしょう。

キャスは、この数カ月間、不安を駆り立てる自分の思考がいったいどのようなものであったかを振り返って考えました。彼女は、セラピストと一緒につけてきた思考記録のいくつかを眺めました（表8・1）。

キャスの自分自身に対する中核信念をうかがわせる何らかのテーマを同定できますか？　その

表8・1　キャスの思考記録

出来事	思考	気持ち
何が起こりましたか？	何が心をよぎっていましたか？ どのような最悪の事態が起こり得ると心配していますか？ この状況でどのようなイメージまたは記憶が心に浮かんできますか？	どのような気持ちでしたか？ それは0～100でどれくらいの強さでしたか？
家庭医の手紙を受け取った。	彼らは，私がどれほど悪い人間かに気づいたので，私を逮捕するだろう。	不安　90
道路を歩いていたら，上空をヘリコプターが飛んでいた。	彼らは私を見張っている。彼らは，私が悪い人間であることを知り，私に不利な証拠を見つけようとしている。	不安　85
新しい隣人がドアをノックする。	彼女はとても良い人に見えるが，私がどれほど悪い人間かを間もなく知って，すぐに私を嫌いになるだろう。	落ち込み　70

表8・2　思考記録

出来事	思考	気持ち
何が起こりましたか？	何が心をよぎっていましたか？ どのような最悪の事態が起こり得ると心配していますか？ この状況でどのようなイメージまたは記憶が心に浮かんできますか？	どのような気持ちでしたか？ それは0～100でどれくらいの強さでしたか？

テーマは「私は［　　　　　　　　　　］だ」です。

セラピストと一緒に思考記録を検討し直してみると、キャスがたびたび自分自身を悪い人間だと考えていることが明らかになりました。そして彼女が予言していた災難や困難の多くは、彼女が自分は悪い人間で、結局、そのことがほかの人たちにも知られてしまい、罰せられるだろうと考えていたことが原因だったのです。

あなたがここ数日、または数週間にわたって記入してきた思考記録のいくつかについて考えてください。パデスキーとグリーンバーガーは、その著書、Mind Over Mood[20]（邦訳『うつと不安の認知療法練習帳』大野裕監訳、岩坂彰訳、創元社、二〇〇二）の中で、抑うつを抱えた人たちに、自分の思考記録全体に流れるテーマがあるかどうかを明らかにしてみるよう勧めています。精神病問題を抱える人たちにとっても、まさに同じアプローチを用いることが役に立つのです。表8・2の空欄を利用して自分のネガティブな思考をいくつか簡単に書き出してみてください。そしてテーマを見つけられるかどうか、確かめてください。

何か明らかなテーマを発見できましたか？　表8・2で思考記録を完成させたら、以下の質問に回答してみましょう。

私は　　　　　　　　である。

他人は　　　　　　　である。

世界は　　　　　　　である。

自分の中核信念を見つけるための別の方法は、自分自身に質問を重ねることです（下向き矢印法として知られています[20、21]（訳者注：本書は縦書きなので左向き矢印になっている））。あなたが思考記録をつけているときに到達した「ホットな（ヒリヒリする、ズキッとする）」思考について考え、さらに「これは私、他人、あるいは世界について、何を言っているのだろうか？」と自分自身に尋ね続けてください。

見つけた（ホットな）思考、あるいはあなたが動揺、不安、または怒りを感じた状況について考えてください。

「これは私、他人、あるいは世界について、何を言っているのだろうか？」と自分自身に尋ねてください。

私は　　　である。

他人は　　　である。

世界は　　　である。

それが正しいとすると、それはあなた、他人、または世界について何を言っているのだろうか？

私は　　　である。

他人は＿＿＿＿＿＿＿＿である。

世界は＿＿＿＿＿＿＿＿である。

それが正しいとすると、それはあなた、他人、または世界について何を言っているだろうか？

私は＿＿＿＿＿＿＿＿である。

他人は＿＿＿＿＿＿＿＿である。

世界は＿＿＿＿＿＿＿＿である。

これをやってみることで、検証することのできる中核信念がいくつか見つかったかもしれません。

それらがまさに中核信念であると感じられますか？　それらの信念から考えると、あなたがなぜいろいろなときに、あのように感じ、考え、行動するのか理解できますか？　もしもそうなら次の段階に進み、それらの信念を検証してみる準備ができたといえます。もしそうでないならば、あなたの考え、気分、そして行動のいくつかを説明しているように感じられる中核信念が見つかるまで、この（または、以前の）エクササイズを数回繰り返してみてください。

中核信念を評価する

前に述べたように、中核信念は自動思考と比べて変えるのがより難しく、また時間もかかりますが、変えることは可能です。これは、おそらく何時間というよりも、数週間、数カ月間にわたって取り組み続ける必要があることですが、その結果は、永続的であり、おそらくあなたの感じ方に実質的な違いをもたらすことでしょう。

前に、私たちはキャスが（ほかのいろいろな考え方のなかで特に）「私は悪い人間だ」と信じていることを発見しました。彼女は、これを一〇〇％信じていました。それまでに、この信念にまったく一致しないことが数多く起こっていたにもかかわらずです。キャスはセラピストと座り、いかに私たちが自分のネガティブな信念に一致する根拠だけを「蓄積」し、ポジティブな情報は無視するか、歪曲してしまうかをセラピストが図で説明しているのを聞きました。この図は、キャスが正反対の根拠がたくさんあるにもかかわらず、いかにして自分は悪い人間だと信じ続けているかを説明していました。キャスとセラピストはこれを行った結果、次はキャスの信念の正確さを見直すとともに、それらの信念に一致せず、以前は無視されたか、あるいは拒絶されてしまった情報をすべてたどり直してみることにしました。

Mind Over Mood[20]（邦訳『うつと不安の認知療法練習帳』大野裕監訳、岩坂彰訳、創元社、二〇〇一）から一部改変して引用した、以下のワークシートを利用し、あなたの中核信念と一〇〇％一致するわけではない根拠を記録してください。これを今後数週間または数カ月間にわたって行ってください。あなたが自分自身、他人、あるいは世界について抱いていることがわかった中核信念のすべてについてこれを行ってください（付録にも中核信念ワークシートがあります）。

表8・3 「古い」中核信念ワークシート

検証する中核信念＿＿＿＿＿＿＿＿＿＿＿＿＿＿＿＿＿＿
この中核信念が必ずしもつねに100%真実とはいうわけではないことを示唆する根拠を，どのようなことでも以下に書いてください。あなたの中核信念に一致しないことを誰かが言ったか，あるいはしたことがありましたか？ あなたの中核信念に賛成でないことをうかがわせるようなことを誰かが言ったり，したりしたことがありましたか？　あなたの中核信念に一致しないことを指摘した人が，誰かいましたか？　その人たちは，何を指摘しようとしていたのでしょうか？

1.	
2.	
3.	
4.	
5.	
6.	

（訳者注：拡大コピーして使用できる表が275頁にあります）

中核信念ワークシート（表8・3〜8・5）

キャスと彼女のセラピストは、腰を下ろし「私は悪い人間だ」という彼女の中核信念に一致しない根拠に目を向け始めました。彼女はさらに、それから二カ月間にわたってこのワークシート（表8・3、表8・4）をつけました。

このやり方に自信を持てるようになったら、代わりのもっと正確な中核信念はどの

表8・4　キャスの中核信念ワークシート

検証する中核信念　私は悪い人間だ	
この中核信念が必ずしもつねに100%真実とはいうわけではないことを示唆する根拠を，どのようなことでも以下に書いてください。あなたの中核信念に一致しないことを誰かが言ったか，あるいはしたことがありましたか？ 　あなたの中核信念に賛成でないことをうかがわせるようなことを誰かが言ったり，したりしたことがありましたか？　あなたの中核信念に一致しないことを指摘した人が，誰かいましたか？　その人たちは，何を指摘しようとしていたのでしょうか？	
1.	娘は私に，愛していると言う。
2.	私はいつも慈善団体に寄付をする。
3.	先週，予約に行く途中，若い女性から道順を尋ねられた。彼女は，ずいぶんと長いあいだ道に迷っていたので動揺していた。私は彼女が再び道に迷うことがないように，通りまで歩いて連れて行ってあげた。
4.	私は，自分の過去のすべてと，行ってきたことをすべてセラピストに話した。それでもセラピストは，まだ私を受け入れてくれているようである。
5.	先週，モリソン店の女性が，手伝いを待っているあいだ，私がとても辛抱強かったと言って，お礼を言ってくれた。あの日は彼女にとって初めての日で，理解して力になってくれたのは私だけだったと彼女は言った。
6.	私は，自分が本当に不安に感じているときでも，乳母車を押しているお母さんたちのためにドアを支えていてあげようと努力している。

表8・5 「新しい／代わり」の中核信念ワークシート

新しい，または「代わりの」信念＿＿＿＿＿＿＿＿＿＿＿＿＿＿＿＿＿ この新しい信念が正しいことを示唆するあらゆる根拠を以下に書いてください。この新しい信念に一致することを誰かに言われたり，行動で示されたりしましたか？　あるいは，この新しい信念に賛成であることを表明した人はいましたか？ あなたの新しい中核信念に一致する点を指摘してくれる人はいますか？　その人たちは何を指摘するでしょうか？	
1.	
2.	
3.	
4.	
5.	
6.	

（訳者注：拡大コピーして使用できる表が276頁にあります）

ようなものになるか、について考えたいと思うかもしれません。そのような新しい信念を同定したら、この記入用紙（表8・5）（こちらも、Mind Over Mood[20]（邦訳『うつと不安の認知療法練習帳』大野裕監訳、創元社、二〇〇一）から引用したものに基づいています）を用いて、この「代わりの」中核信念にぴったりと一致する根拠を集めることに進みましょう。

第9章

良い状態を維持する

カルビンは、かなり良い調子を保っていました。昨年以来、彼は、入院していません。前よりもリラックスするようになってきたことから、薬を減らすことについて考えていました。そこで次回の外来の予約で、精神科保健師と医師と一緒にこの可能性について話し合おうと決心しました。しかし、話をしたところ、彼らは二人とも、この考えについては慎重でした。彼らは、過去にカルビンが薬を一貫して飲んでいなかったときに、本当に調子が悪かったことを強調しました。今、彼は調子良くやっているのですから、この状況を台なしにしてしまうおそれがあることは一切しないことが重要である、と彼らは言いました。それでも、少しなら試しに減らしてみてもいいだろうと慎重に同意したうえで、もしカルビンが前回の入院以前に経験したのと同じ症状に少しでも気づいたときには、即座に彼らに連絡するよう強調したのです。

カルビンは、最初その計画に大喜びでした。しかし、振り返ってよく考えてみるといささか心配になり始めました。彼は、自分の問題がどれほど深刻なものであるかについて、医師と精神科保健師から聞かされていたことをやたらと思い出しました。それから二、三日間、彼は、これらの心配を自分の心から振り払うのは難しいことに気づきました。ますます不安に駆られていくのを感じたのです。結果として、彼はあまりよく眠れなくなりました。その後、道行く人たちに対して不信感を持つようになりました。この段階で彼は、これらの症状が、前回、彼が病院に入院したときに経験した症状とよく似ていることに気づきました。前回、彼はかなりのあいだ精神保健法によって強制的に入院させられたのです。

カルビンは、自分が今経験している症状が実際には病気の再発の兆候ではないかとさらに心配になり混乱を覚えました。彼は、誰かに相談し、あえて入院の危険を犯すべきなのでしょうか？入院は、彼が望んでいることではありませんでした。それとも、試しに自分で事態に対処してみるべきなのでしょうか？

精神病の経験を持つ人たちが心配しがちなことの一つは、再び調子が悪くなったらどうしよう、ということです[27]。このような恐怖が存在する理由はいろいろ考えられますが、最も明らかなのは、

表9・1 典型的な再発の兆候の例

緊張の高まり	不安
抑うつ	摂食困難（食事が取れない）
集中困難	睡眠障害
イライラ	疑い深くなる
軽度の被害妄想	社会的引きこもり

以前の精神病のエピソードの最中に自分が味わったおぞましい経験を覚えているからという理由です。極めて恐ろしい体験や信念およびこれらの困難に対する不快な治療（薬による苦痛な副作用も含めて）、そして強制的に入院させられたことを忘れていないのかもしれません。調子が悪くなることには、これに勝るとも劣らないほかの心配な結果を伴うことがあります。例えば、キャリアに傷がつく、友人や家族との関係に亀裂が生じるといったことです。

精神病のエピソードを何度か経験してきた人たちの場合、自分の調子が悪くなってきていることを示す早期の警告サインを自覚できるようになることが非常によくあります。気分や行動および思考の変化は、通常再発が起こる二週間から六週間前に始まります。この段階は、再発の前駆期として知られています[28]。表9・1には、典型的な前駆期症状をいくつか挙げました。

驚くべきことではありませんが、自分の前駆期症状を認識できるようになっていない人たちは、そうなりたいと望むことが非常に多いのです。自分の障害の早期警告サインを知っていれば、再発の防止に役立つだろうと願い、そのような兆候について学びたいと思うのです。精神病のエピソードを経験したことがある人たちは、自分自身の症状を観察し、もし何か変化に気づいたら行動またはライフスタイルを修正する傾向があることが調査研究から明らかにされています[29]。彼らは、注意をそらす作戦に出たり、専門家の助けを求めたり、あるいは薬物療法を再開ないしは増量したりします。

　こうした早期の兆候や症状を同定できれば、迅速な行動を起こすチャンスが生まれます。この段階で、このような症状を減らすための治療をすれば再発の予防に役立つ可能性があります。再発予防では、薬物療法が最も一般的に用いられてきました（通常、既存の抗精神病薬を増量するか、あるいは特定の症状を標的とする、例えば、抗うつ薬といった代替薬を処方することを含みます）。本人の精神状態の観察を増やし、支援をさらに手厚くすることもたいてい考慮されるでしょう。しかしながら、最近の調査研究からは、再発の早期の兆候を示しつつある人たちに対して認知療法を行うと、実際の再発率と入院を減少させるのに効果があることが明らかにされています[30]。この研究によると、再発の危険がある患者から報告される最も一般的な思考とは、入院とその結果に対する恐怖であることが明らかになりました。これらの不安な思考が強い感情の引き金となり、今度はその感情が不安な思考という火にさらに油を注ぎ、やがてそのプロセスが全体としてコントロール不

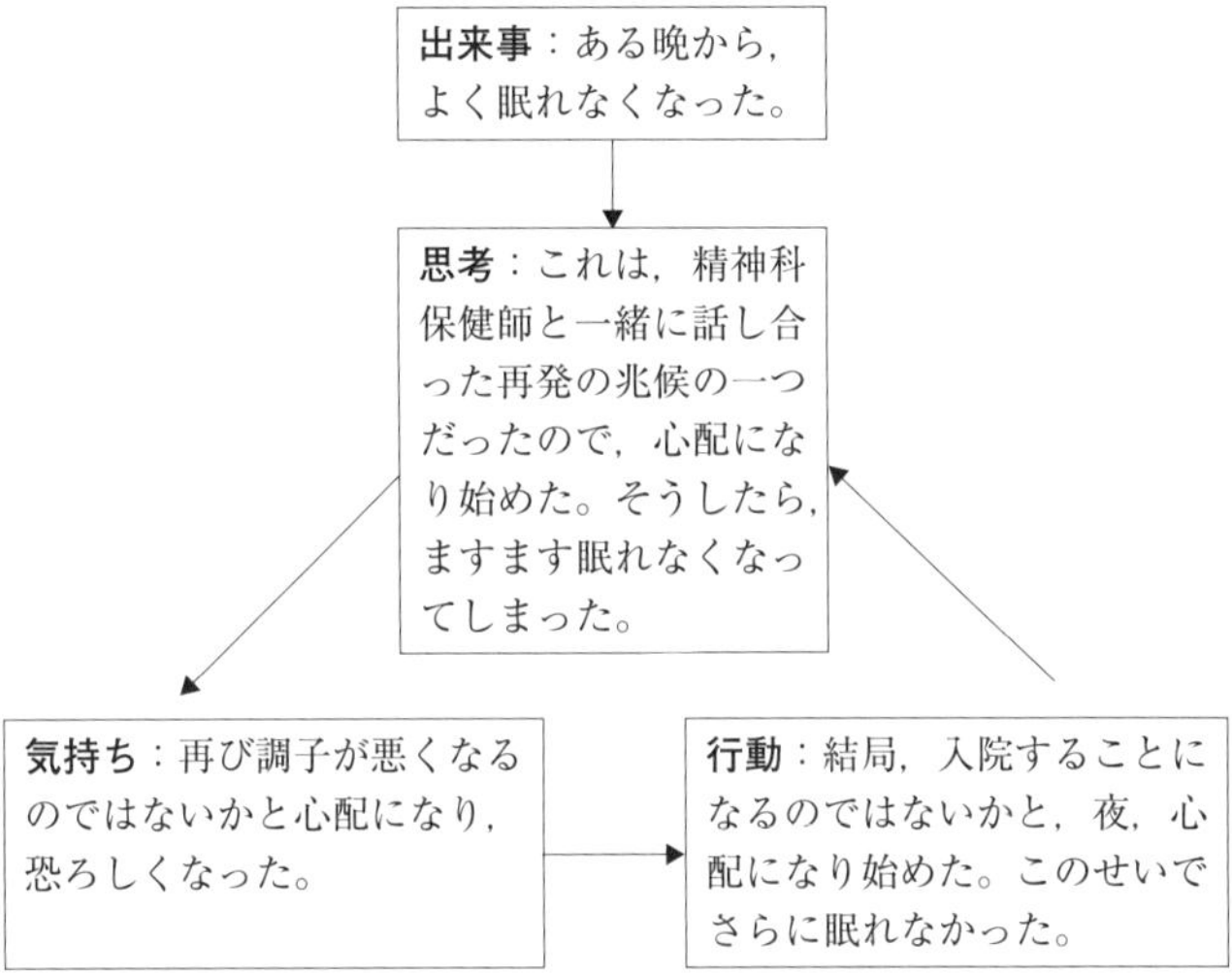
出来事：ある晩から，よく眠れなくなった。
思考：これは，精神科保健師と一緒に話し合った再発の兆候の一つだったので，心配になり始めた。そうしたら，ますます眠れなくなってしまった。
気持ち：再び調子が悪くなるのではないかと心配になり，恐ろしくなった。
行動：結局，入院することになるのではないかと，夜，心配になり始めた。このせいでさらに眠れなかった。

図9・1　カルビンの経験した悪循環

能なところまで連鎖していくおそれがある、と研究者らは示唆しています。したがって、再発に対する心配が再発を引き起こす原因となる可能性があるように思われるのです（本書の中ですでにいくつかの悪循環に触れてきましたが、これもまた、それらによく似た悪循環の一種です）。

この種の悪循環は、カルビンが、精神科保健師と精神科医から言われたことについて心配し始めたときにも認められました（図9・1）

実際的な応用

再発の防止は認知療法の重要な一部ですが、それが難しいときもあります。なかには、二、三回セッションを終えた後に症状が軽くなったことで安心し、それ以上のセラピーを必要ないと感じる人もいます。そのような人は、自分が経験したことは過去のものとして、生活をどんどん先に進めていきたいと熱望するかもしれません。これは極めて理解し得ることです。しかし、このようなアプローチのしかたで回復を目指す場合、回復途上にある人は、起こったことについて考えまいとし、それをただ過去に押しやってしまいたいと望むのですが、これでは再発の可能性を増大させてしまうようです。回復に向けたこれに代わる新たなアプローチでは、精神病についてできる限り多く学び、いったい何が精神病の経験につながったのかを理解しようと努めるとともに、このようなことが再び起こらないよう防ぐ戦略を育てるために取り組むことが必要となります。興味深いことにこのような回復スタイルは有益で、再発率を減らす結果となっているようです。こちらの道筋をたどっても、あなたが片時も問題について忘れることができなくなるという意味ではありません。ただ、いったい何が起きたのか、そして何が役立つのかを学ぶと助けになるということです。

これまで精神病のエピソードに苦しんできたのであれば、まず、起こり得る兆候と症状のすべてについて考え、前回のエピソードの最初の段階で自分に起こったのはどれであったかを明らかにすることから始めるとよいでしょう。誰か、あなたのことをよく知っている人にこれを助けてもらってもよいかもしれません。時おり、自分の人生のとりわけ困難な期間中にいったい自分に何が起こったのか、すべてを思い出すことが難しいことがあります。そのため、誰かほかの人で、起こったことを見ていた人に意見を求めるのは良い考えでしょう。表9・2には、多くの人たちから報告された一般的な問題のリストを紹介しています。これらの問題があなたにも起こったかどうかを確かめるためのチェックリストとして活用するとよいでしょう。このリストの最後まで目を通したら、ほかにも何かないか、考えてみてください。それは、あなたに非常に特有な問題かもしれません。例えば、何か特定のことをあなたがし始める可能性があります。もしかすると、特定の服を着たり特定の音楽を聴いたりするかもしれません。あるいは、普段そんなことはしないのに、教会に出席するといったことがあるかもしれません。

表9・2　一般的な前駆症状（前回のエピソードの前に経験したものすべてに印をしてください）

自分自身に話しかける，または笑いかける。	毎日の仕事や人とのやりとりに対処できないと感じ，うまくこなすことに困難を感じる。	苦痛や悩みがある。	話し言葉が入り乱れて出てくる，あるいは妙な単語でいっぱいである。	疲れて，エネルギー不足に感じる。	いたずらか，悪ふざけをしたくなる。
1つまたは2つのことで頭がいっぱいになる。	静かで，引きこもった感じがする。	食欲がない。	頑固な感じがする，または簡単な要求の実行を拒否する。	眠っても休まらず落ち着かない。	すぐに頭にくる。
自分が役立たずまたは無力に感じる。	暴力的に感じる。	自分に不満を感じる。	思考がコントロールされているかもしれないと感じる。	自分の動きが緩慢に感じられる。	自分が言っていることがほかの人たちになかなか伝わらない。
抑うつ的，あるいは落ち込んでいる。	とても興奮している。	見張られているように感じる。	笑われているか，噂されているかのように感じる。	混乱して，または当惑して感じる。	攻撃的，または強引に感じる。
自分の思考が自分自身のものではない気がする。	自分が誰かほかの人物かもしれないと感じる。	性的問題についてオープンで，露骨である。	緊張している，恐怖がある，または不安に感じる。	物事に興味がない。	忘れっぽく，または自分が遠く離れているような感じがする。
集中するのに困難を感じる。	理由もなく奇妙な行動をする。	いらいらして，またはすぐに頭にくるように感じる。	自分の見かけまたは清潔に構わない。		

再発サイン

現在、私たちが「再発サイン：relapse signature」と呼ぶ症状をすべて突き止めたら、それを時間軸上に置くとよいでしょう。この軸は、エピソードが起きる二カ月くらい前から始まり、あなたの調子が再び悪くなる直前までを示し、再び具合が悪くなるときにはいつの時点でどの症状が現れるだろうと想像されるかを示すものとなります。

カルビンは、最近の入院に至るまでの八週間に何か経験したことはないかと問われると、しばしば声が聞こえ、完全に消えることはなかったとセラピストに話しました。しかしながら、体調が結構良いときには、声はあまり聞こえないことが多く、声に動揺することもありませんでした。そういうときには、彼は自分の生活を前向きに続けていくことができました。彼の症状がすべて取り除かれることは決してありませんでしたが、それでも調子が良いときには、それらの症状を経験する頻度は随分と少なかったですし、なかにはまったく消えてしまう問題もいくつかありました。

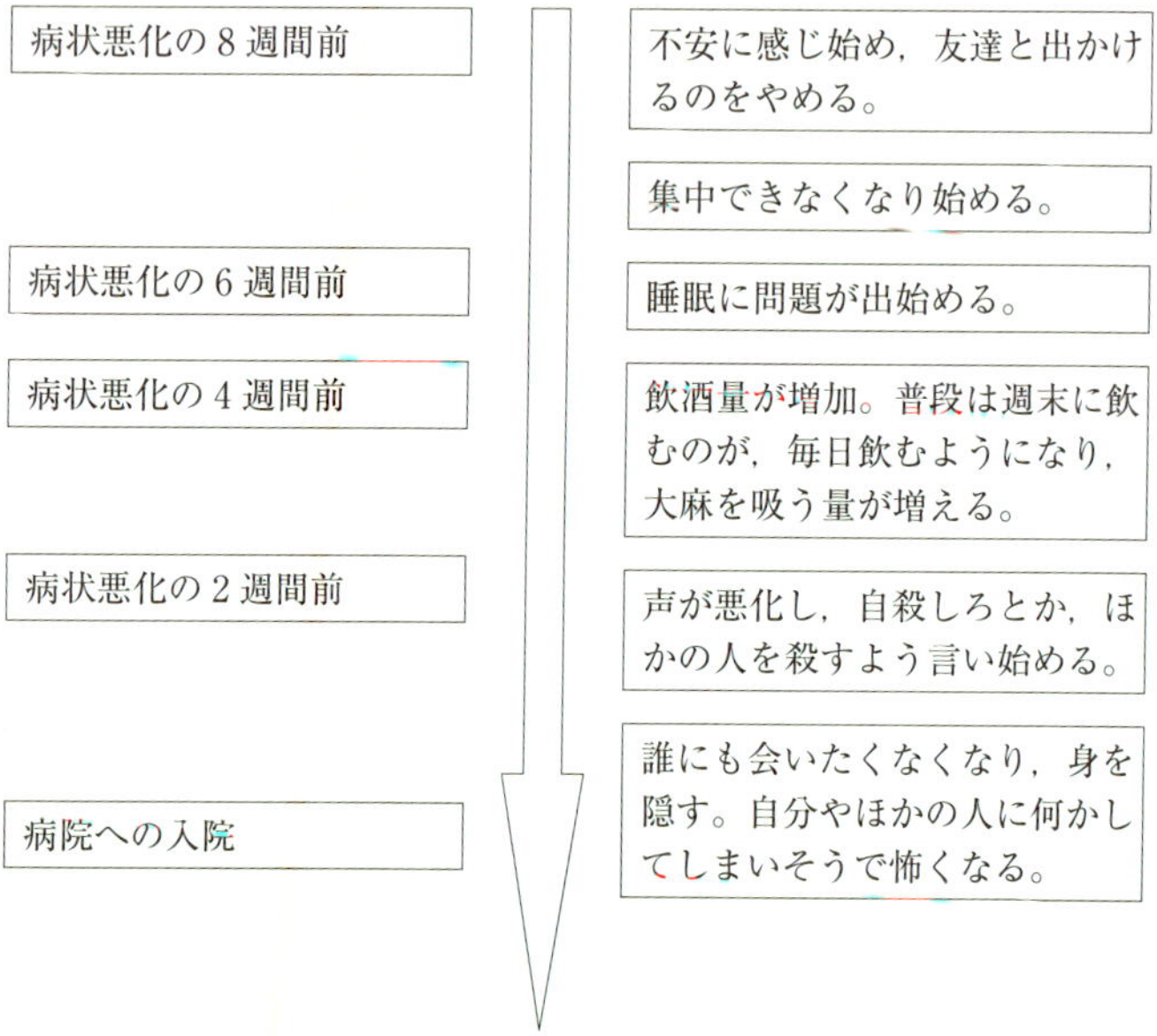
病状悪化の8週間前
不安に感じ始め，友達と出かけるのをやめる。
集中できなくなり始める。
病状悪化の6週間前
睡眠に問題が出始める。
病状悪化の4週間前
飲酒量が増加。普段は週末に飲むのが，毎日飲むようになり，大麻を吸う量が増える。
病状悪化の2週間前
声が悪化し，自殺しろとか，ほかの人を殺すよう言い始める。
誰にも会いたくなくなり，身を隠す。自分やほかの人に何かしてしまいそうで怖くなる。
病院への入院

図9・2　時間軸にそった再発サイン

カルビンの声は、通常、再発の二週間ほど前に悪化するように思われます。しかし、それよりも数週間前にはたいてい不安になり、睡眠に問題を抱えて集中できなくなります。これらの経験は、図9・2の時間軸上に具体的に示されています。

健康な人でも、人生の何らかの時点で精神病状態を経験する人が大勢います。そのためこれらの症状は、人間の正常な経験の範囲の一部と見なすことができます。したがって、精神病体験が現れたからといって必ずしも全面的な精神病エピソードの開始を予告するとは限らないことを認識することが重要です。それどころか、これらの体験に対する無益な解釈こそが、症状を手に負えなくさせていくことがあるのです。

例えば、カルビンが次のように考えたとしたらどうでしょう。

また、この症状だ！　ああ、どうしよう、これは、前回調子が悪くなったときに起こったのと同じだ。間違いない、またすべてが始まるんだ！

彼はおそらく、ますます不安が高まっていくのを経験し、その後、それがさらなる困難を導いた可能性が高いでしょう。しかし、もしカルビンが次のような代わりの方法について考慮できたとしたらどうでしょう。

私はまた症状を経験しているので、調子が悪くなる可能性がある。だけど、少なくとも今はそれに対処するための戦略がいくつかある。過去にも、これらの戦略をうまく使ってきた。

この場合、症状が手に負えなくなる可能性はずっと低くなります。体験に対するこの第二の解釈は、最初の解釈に比べて破局的な感じがかなり減ります。そのため、カルビンの困難がエスカレートして苦しむ可能性は、ずっと低くなるでしょう。この例は、問題の将来の発現に対してバランスのとれた評価をできるようになることが、再発の危険を減らすためになぜ重要であるかを示しています。

時間軸の作成がしばしば有用なのは、どのような問題が再発の可能性を示すのかを同定するのに役立つからですが、それだけでなく再発を食い止めるためには、どの時点で行動するべきなのかを見きわめるうえでも役立ちます。例えば、カルビンが自分の不安な気持ちについて心配になり始めたら、それは思考記録を再び活用し始めるのに良い時期かもしれません。彼は、思考記録を使って自分の経験に対する心配に取り組み、自分に起きつつあることに対するさほど破局的でない解釈を見つけることができるでしょう。あるいは、自分が抱えているほかの心配をチェックするために、思考記録を利用することもできます。加えて、カルビンはこの時点で不安を管理するための処方薬を医師に求めることについて考えてみるのが賢明かもしれません。実際、緊急時に備えるためには、図9・3に示されているように、時間軸に沿って適切な介入を書いておくとよいでしょう。

表9・2（前駆症状の表）には、再発までに積み重なっていく体験の例をいくつか挙げました。そのときにつくったリストを用いて、次はあなた自身の時間軸に書き込み、さまざまな時点で有効となりそうな戦略について考えてください（誰か、あなたが信頼できる人とこれについて話し合う

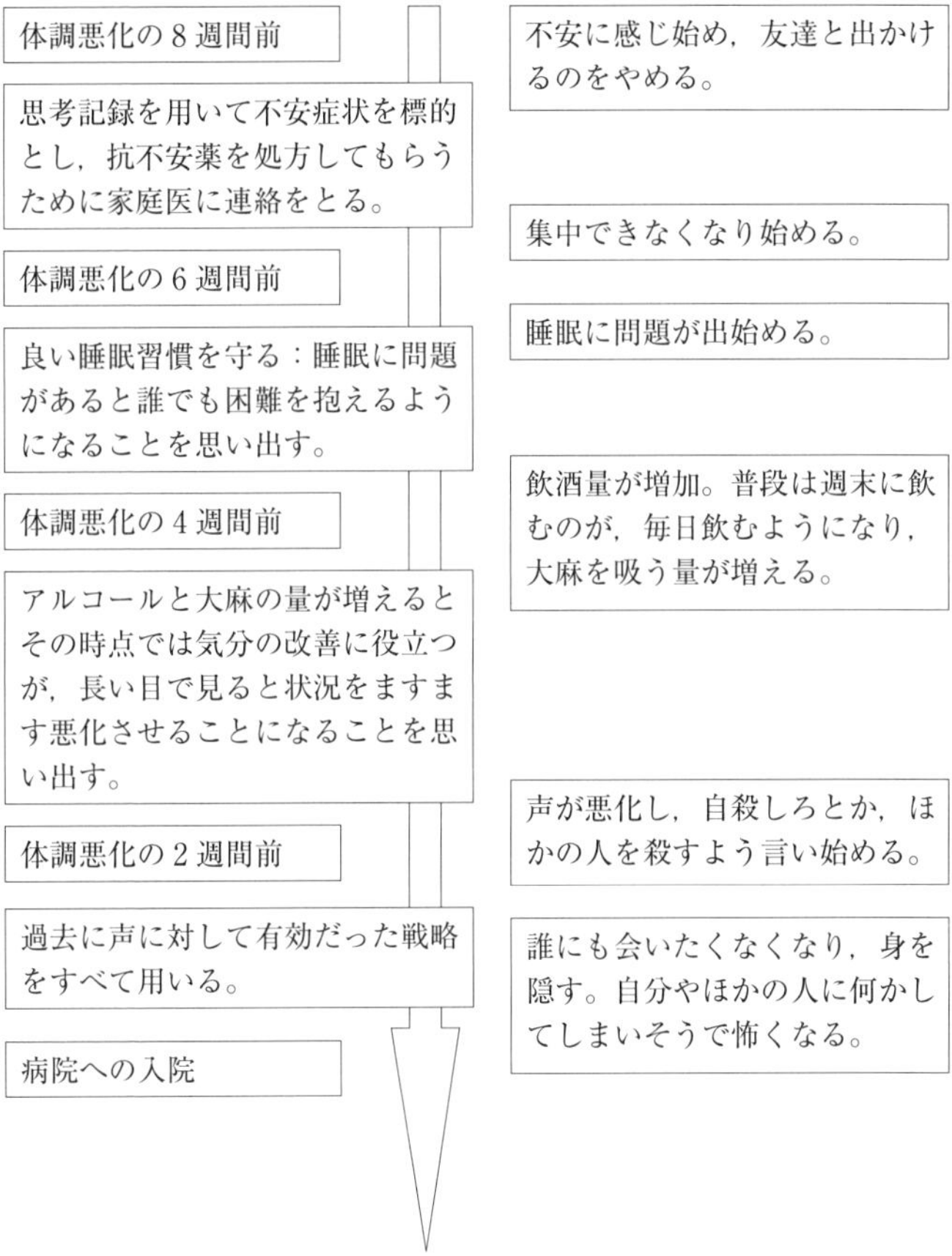
体調悪化の8週間前
思考記録を用いて不安症状を標的とし，抗不安薬を処方してもらうために家庭医に連絡をとる。

不安に感じ始め，友達と出かけるのをやめる。

集中できなくなり始める。

体調悪化の6週間前
良い睡眠習慣を守る：睡眠に問題があると誰でも困難を抱えるようになることを思い出す。

睡眠に問題が出始める。

体調悪化の4週間前
アルコールと大麻の量が増えるとその時点では気分の改善に役立つが，長い目で見ると状況をますます悪化させることになることを思い出す。

飲酒量が増加。普段は週末に飲むのが，毎日飲むようになり，大麻を吸う量が増える。

体調悪化の2週間前
過去に声に対して有効だった戦略をすべて用いる。

声が悪化し，自殺しろとか，ほかの人を殺すよう言い始める。

誰にも会いたくなくなり，身を隠す。自分やほかの人に何かしてしまいそうで怖くなる。

病院への入院

図9・3　カルビンの再発サインと対処法

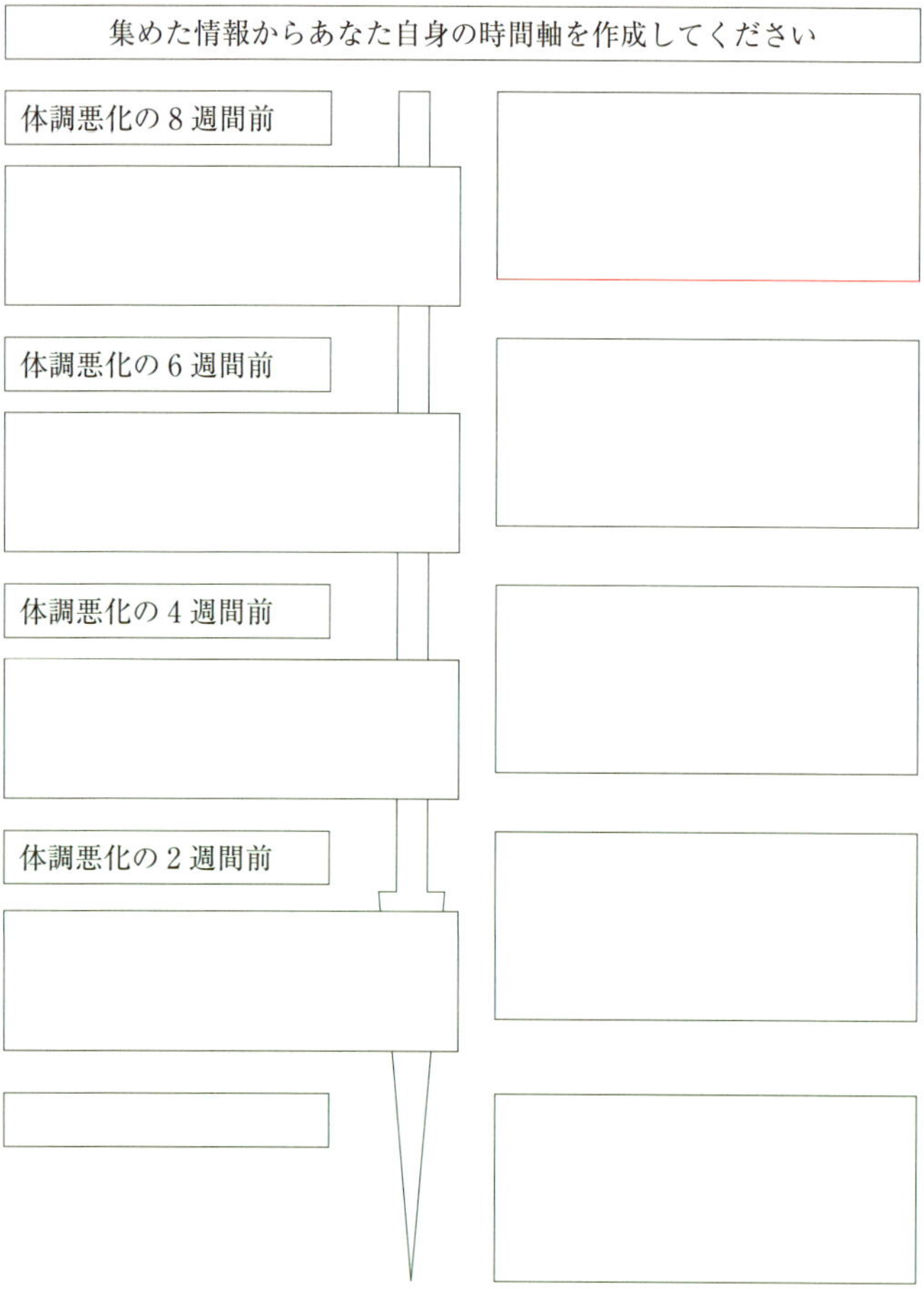

図9・4　再発サインと対処法

とよいかもしれません）。

定式化

好調な状態でいるためのもう一つのアプローチでは、精神科医や認知療法セラピストが**定式化**と呼ぶものを活用します。これは、あなたの問題がどのように発達し、何がそれを持続させているのかを説明しようとする図です。この図には、あなたの人生経験や、それらの結果としてあなたが形成した信念はもちろんのこと、出来事への解釈のしかたや気分、行動といった、これまでの章で考慮してきた多くの要因をまとめ合わせることができます。

こういった定式化の基盤となっている理論[18]によれば、私たちは人生経験によって自分や他人についての信念を発達させ、そうした信念が今度は、出来事に対する私たちの理解のしかたに影響を及ぼすのです。出来事に対する私たちの解釈が普通でなかったり、文化的に受け入れられないものであったりした場合、それらは精神病の兆候として見なされる可能性が高いでしょう。これらの出来事への反応や解釈が役に立たない場合、例えば強いネガティブな感情を抱いたり、あるいは安全行動といった問題をはらみがちな行動をとったりした場合、維持する悪循環が出来上がって困難が持続する可能性があります。

キャスの定式化（図9・5）

すでに見てきたように、キャスの困難は、彼女が、第一子を授かった後に始まりました。彼女は、警察が彼女の起訴を計画するために地元の社会福祉局と結託していると信じていました。彼らが、留守中に自宅に侵入し、見張っていることを彼女に思い出させるために装飾品や小さな家具類の位置を変えていると信じていたのです。キャスは、出かけるときは頭を垂れ、舗道を見て、頭のなかで数を数えました。警察官とソーシャルワーカーが彼女の心を読めないようにするためです。これらの信念のために、彼女は非常に強い恐怖を感じ、疲労感を覚えることもしばしばでした。キャスは、幼いころからずっと「自分は悪い人間だ」「自分には価値がない」「自分はバカである」と信じてきました。自宅や学校でしばしばそのように言われてきたことや、両親が彼女に対して非常に批判的だったことが理由です。キャスのセラピストは、この情報を定式化としてまとめました。そしてキャスは、それが意味を成すかどうかを判断するために自宅に持ち帰ったのです。彼女は、それを役立つと感じました。そこで、それが彼女の好調を維持する助けとなり得るかどうかについて考えるために一緒にそれを使ってみたのです。彼らは、キャスが自分自身についてもっと良く感じられるようになるために、身につけてきた戦略を使い続けるべきであると判断しました。また将来、精神病の経験に苦しめられるようになったら、自分の思考を評価し、信念を検証するための戦略を用いることにもしたのです。

あなたの定式化（図9・6）

定式化をすることで、自分の問題について集めた情報の要約に努めることは、あなたの役に立つかもしれません（これは、セラピストの助けを借りて行うとよいでしょう）。この枠組みを利用して、あなたの問題がどのように発展してきたのか、またどのような要因がそれらを維持しているのかを理解できるかどうか確かめてみてください。自分の経験と、その経験によってあなたは自分自身やほかの人たち、および世界に対してどのような見方をするようになったかを書き留めるとよいでしょう（第8章参照）。また、出来事とそれらに対するあなたの苦痛な解釈、これがあなたをどのような気持ちにさせ、あなたはどのように行動するかについても書き記してください（第4章～第6章参照）。この定式化を使って、調子良い状態でいるために、どのような戦略を使い続けるのが理にかなっているかについて考えることで、将来の困難を防ぐのに役立つでしょう。

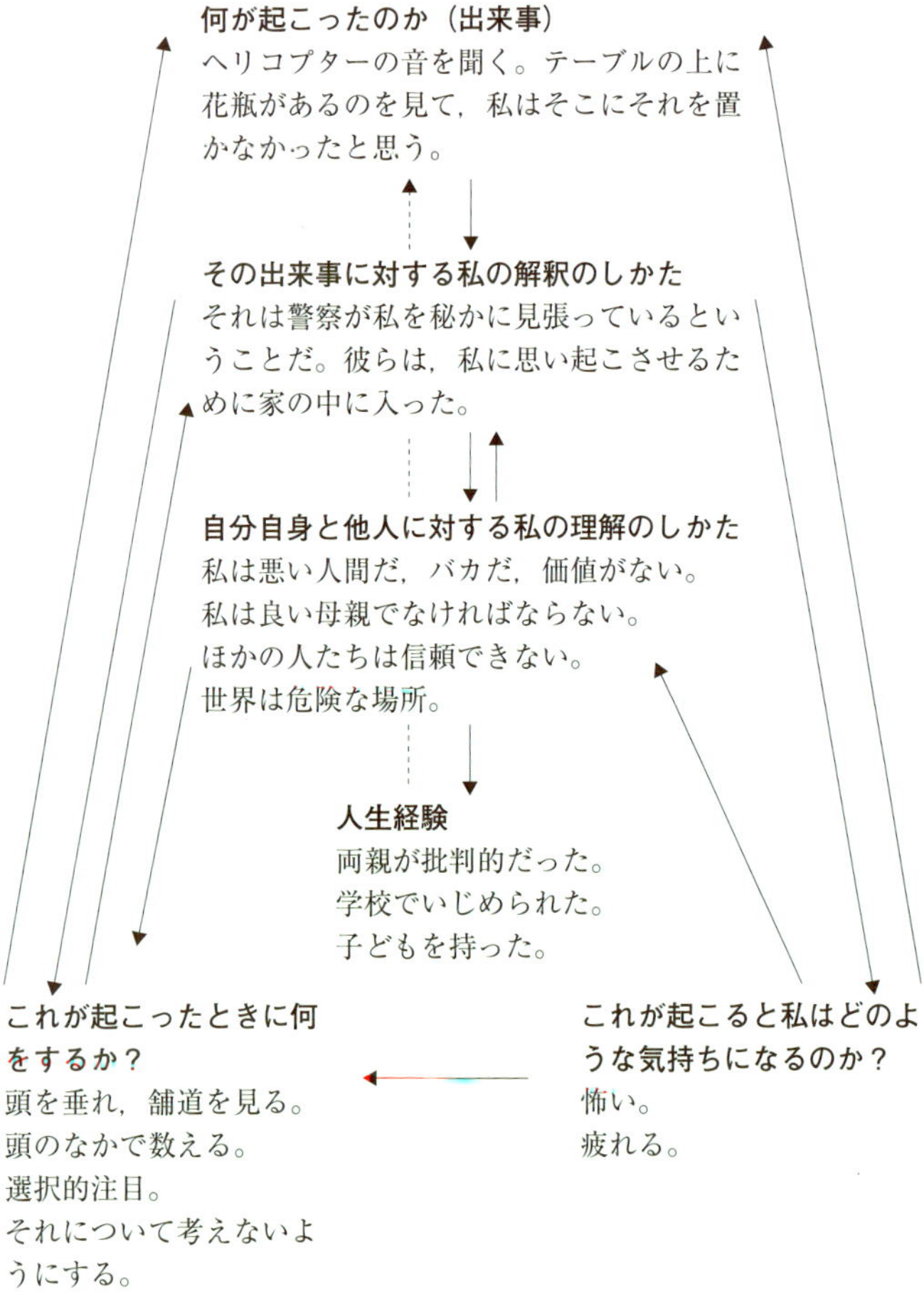
何が起こったのか（出来事）

ヘリコプターの音を聞く。テーブルの上に花瓶があるのを見て，私はそこにそれを置かなかったと思う。

その出来事に対する私の解釈のしかた
それは警察が私を秘かに見張っているということだ。彼らは，私に思い起こさせるために家の中に入った。

自分自身と他人に対する私の理解のしかた
私は悪い人間だ，バカだ，価値がない。

私は良い母親でなければならない。

ほかの人たちは信頼できない。

世界は危険な場所。

人生経験
両親が批判的だった。

学校でいじめられた。

子どもを持った。

これが起こったときに何をするか？

頭を垂れ，舗道を見る。

頭のなかで数える。

選択的注目。

それについて考えないようにする。

これが起こると私はどのような気持ちになるのか？

怖い。

疲れる。

図9・5　キャスの定式化

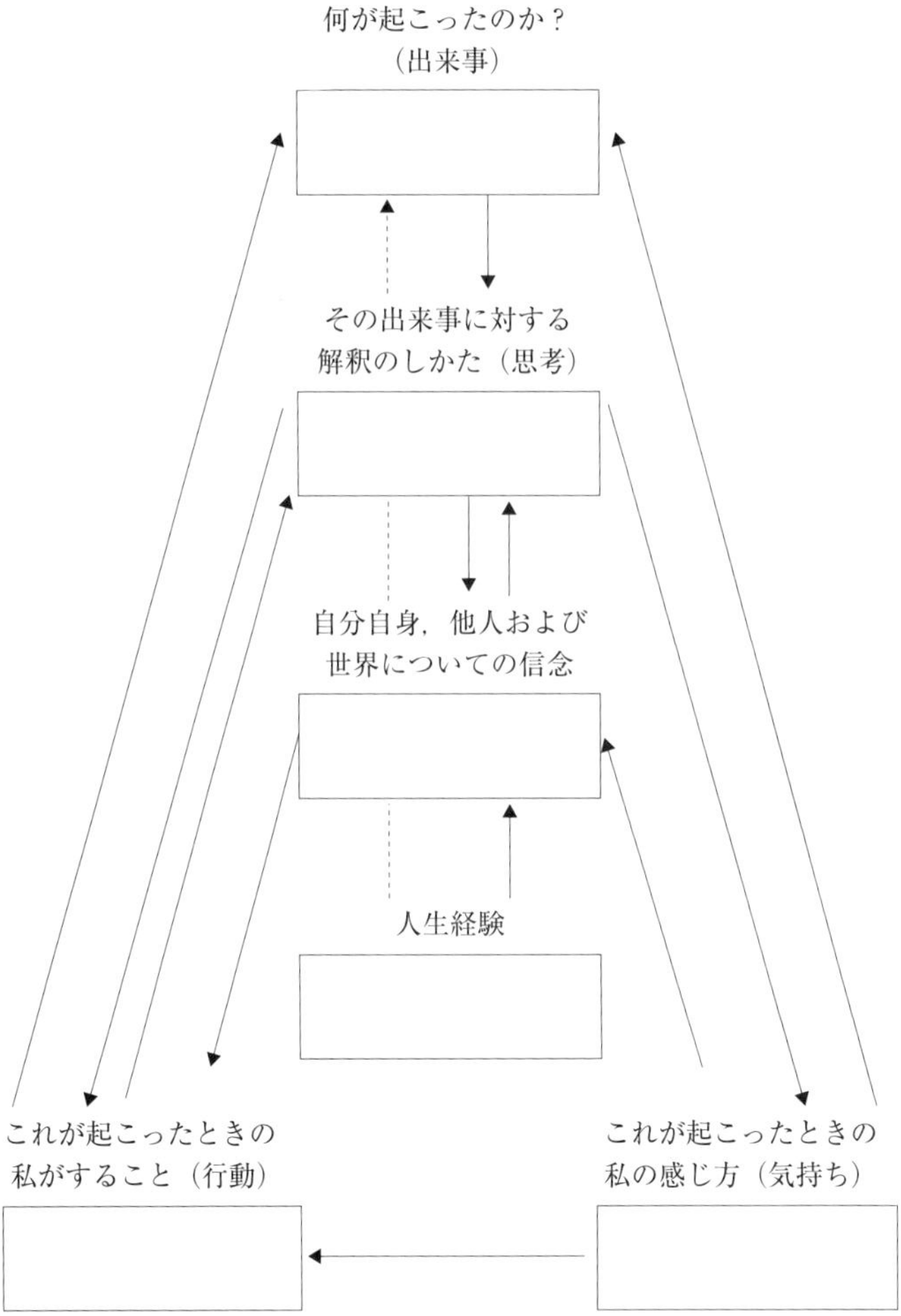
何が起こったのか？
（出来事）
その出来事に対する
解釈のしかた（思考）
自分自身，他人および
世界についての信念
人生経験
これが起こったときの
私がすること（行動）
これが起こったときの
私の感じ方（気持ち）

図9・6　あなたの定式化

第10章 薬の利用

カルビンは、精神科医と精神科保健師に勧められ続けてきた薬に対し、つねに複雑な気持ちを抱いてきました。薬をめぐる彼の最初の経験は、良いものではありませんでした――精神科病棟の看護師に押さえつけられた後、薬を尻に注射されたのです。その経験が恐ろしいものだっただけでなく、薬のせいで最初はますます気分が悪くなりました。最初の注射の後、ほどなくして彼は、かなりの興奮と極度の抑うつを同時に感じ始めました。とうていじっと座っていられないのに、同時にエネルギー不足で動くことができないという状態でした。それから二、三日のあいだに、こうした気分は徐々に消えていきました。しかし、その代わりに身体に奇妙な問題が生じてきたのです。身体がこわばり、動くのに困難を経験しました。同時に、制御できない震えが始まりました。身体の前で両脚を揺り動かさずに椅子に座っていることができなくなったのです。これらの経験は、そもそも入院のきっかけとなった怒りと、不当な扱いを受けているという感覚を増幅させただけでした。最初、彼は精神科医が強く主張するように、自分の脳には何か悪いところがあることが証明されたのだろうかと思いました。その後、似たような問題に苦しんでいるほかの患者の何人かと話をした後で、彼は、それが、薬が原因で引き起こされたものだったことに気づいたのです。そして、医師や保健師が彼に毒を盛っているという結論に達しました。この疑い深さに拍車をかけたのが、彼が保健師たちに薬の効果について尋ねたときに、誰ひとりとして率直に答えてくれなかったという事実でした。彼らはただ、その薬は彼自身のためになるように与えられたのだから飲み続けるべきであり、いずれにせよ、この件に関して彼には一切選択肢がない、とそう言っただけだったのです。

それから数年間、カルビンはときどきは途切れながらも薬を服用してきました。時が経つにつれ、また、彼が精神病に対して与えられている薬の副作用を打ち消すために精神科医がいくつか追加の薬を与えたときは、特に震えと身体のこわばりが、さほど問題ではなくなりました。しかし、彼はほかの問題を経験し始めたのです。それは、傍目《はため》にはさほど明らかではありませんでしたが、カルビンにしてみれば震えとこわばりと変わらないほどいやな問題でした。例えば、彼は勃起不能になりました。また、ものすごく無気力でやる気がなく、感情的に平板に感じるようになったのです。

何度かカルビンは、薬の服用をやめようと決めたことがありました。やめたとたん、彼はより生き生きとし、世界に満足した気持ちになり始めました。活力も戻ってきました。しかし、残念ながら、彼の声もますます悪化する傾向があったのです。担当の精神科保健師は、これまでに二度このような変化に気づき、彼を説得して薬の服用を再開させたことがありました。このような機会があるたびに、もし症状が悪化したらまた病院に送り返されるという暗黙の脅威がカルビンを説得し、治療を続けさせるおもな要因となったのです。

本章では、精神病を経験している人が直面しなければならない最も悩ましい問題の一つとして、精神科の薬を服用するかどうか、という問題を取り上げます。この問題が厄介なのは、薬物治療に対する専門家の姿勢が、非常に両極端な傾向があるからです（大方の精神科医は薬物療法が効果的な治療の不可欠な要素であると主張しますが、薬物療法は良い効果よりも害を引き起こす可能性があると主張する人が、心理士でかなり多数、精神科医でも数人いるのです）。そして、このような意見の相違にもかかわらず、多くの患者は、その効果のいかんにかかわらず、自分には薬を服用するしか選択の余地がないと感じています。私たち自身の見解（この見解をとると、私たちにはどちらの陣営にも友人がほとんどできなくなってしまうことを経験から学びました）は、薬物治療は人によって極めて有効なこともあれば、有害となることもあるというものです。このような理由から、すべての患者がこの種の治療を試みる選択をするかどうかについて、合理的な決断を下せるような援助を得られることが重要である、と私たちは考えます。本章の目的は精神病を抱える本人、その友人、家族がこの「服薬について合理的決断を下す」という目的のために必要とする情報のいくらかを提供することです。実際には、いくつかの主要な問題に触れることしかできないでしょう。したがって、可能ならこの話題に関する書籍を幅広く読むとよいでしょう（この目的のためには、デイビッド・ヒーリーの著書、「精神科のくすりがよくわかる本：Psychiatric Drugs Explained」[31]をお勧めします）。残念ながら精神科クリニックのスタッフは、時に患者をあたかも自ら選択できないか、あるいは自分の薬について理解することさえあまりできないかのように扱います。しかし、たいていの患者は、たとえ正式な教育を受けていなかったとしても、自分が受けている治療の詳細な知識を把握できない理由など何もありません。

ちょっとした背景事情

精神科の薬には多くの種類がありますが、服用する人びとにとってしばしば混乱のもとになるのは、それぞれの薬には二つないしそれ以上の名前があるということです。例えば、クロルプロマジンという薬（これは**一般名**です）は、イギリスではラガクティル（Largactil）、アメリカではソラジン（Thorazine）という商品名で知られています（訳者注：日本ではコントミンやウィンタミン）。ただ幸いにも精神科の薬は、主として四つの分類のうちの一つに該当することから、効果を理解するのはそれほど難しいわけではありません。

抗精神病薬

抗精神病薬（神経遮断薬と呼ばれることもあります）は、精神病の体験を持つ人たちに対してほぼ例外なく処方されます。しがって、本章の大部分では抗精神病薬に焦点を置きます。このタイプの最初の薬であるクロルプロマジンは、フランスの海軍医であるアンリ・ラボリによって発見されました。彼は、第二次世界大戦の直後、患者が緊急外科手術のショックに耐えられるようにするのに役立つ薬を見つけようとしていました。クロルプロマジンは、そのころ、ある製薬会社によって合成されたばかりで、その会社がラボリに、その効果を研究できるようにとサンプルを送ったのです。クロルプロマジンは、彼の外科の患者を助けることには何の役にも立たないように見えました。しかし彼は、患者たちがその薬を服用した後、自分の周囲の環境に非常に無関心になるように見えることに気づきました。自由な発想のひらめきからラボリは、精神科の患者ならこの無関心な感情を有益と感じるのではないか、と思いました。そして同僚の精神科医の何人かに、この薬を彼らの患者に試してみてはどうかと勧めたのです。パリにおける二人の優れた精神科の教授がラボリの実験について耳にすると、すぐに詳細な研究を実行しました。そしてその研究により、その薬が躁病の患者の症状に顕著な効果を持つことが明らかになったのです。ラボリの発見から数年以内に、クロルプロマジンは世界中で用いられるようになりました。この薬の素晴らしい売れ行きを見て、ほかの製薬会社も、急いでクロルプロマジンの自社バージョンの開発へと乗り出しました。クロルプロマジンに化学的によく似た成分を製造し、それを患者たちに試したのです。この段階では、クロルプロマジンと急速に広がりつつある類似の一群の薬が、いったいどのように作用するのかについては何一つわかっていませんでした。しかし、一九五〇年代の終わりに、脳が異なる神経細胞間でメッセージを伝達するためにドーパミンと呼ばれる化学物質を用いていることが発見され、そのすぐ後、有効な抗精神病薬のすべてがそのプロセスを妨げていることが明らかになりました。そしてこれにより、今日まで議論されている理論――精神病の症状は、ドーパミンを使う脳細胞における何らかの異常によって引き起こされるという理論――が広く受け入れられる結果となったのです。

興味深いことに、抗精神病薬の性質と効果についての専門家の見解は、抗精神病薬の発見以来、五十年間にわたって変化してきました。初期のフランス人研究者たちによって、薬の主要な効果であると見なされた無関心は、すぐに副作用と見なされるようになりました。その同じ研究者らは、抗精神病薬が患者にとって苦痛な副作用をほかにも多数生み出すことを確認したのです。その最も顕著な副作用が、パーキンソン症状（パーキンソン症状は、脳の疾患であるパーキンソン病によく似た症状を示すことからそう呼ばれます。パーキンソン病では、激しい震えと「無動」を引き起こし、それにより身体は、動こうとする本人の決断に反応しなくなります）と遅発性ジスキネジア（口と舌の制御不能な動きをいいます。治療が中断された後でもいつまでも続くことが多い障害です）です。しかしながら、フランス人研究者らは、これらの副作用はこの薬がその抗精神病薬としての効果を持つためには不可欠なものであると考え、患者には、副作用があってもこれらの薬の服用を勧めるべきである、と信じていました。一九七〇年代に、ドイツ人研究者らのグループが、これらの副作用を生じないクロザピンと呼ばれる抗精神病薬を発見したと主張したとき、ほとんどの精神科医は、そんなことが本当に可能であるのか疑わしく思いました。この薬に対するフィンランドにおける初期の治験が多数の死者を生む結果となった際、クロザピンが、患者の約百人に一人に無顆粒球症という、生命の危険を伴う血液の病気を引き起こすことも発見されたのです。

クロザピンは、重篤なパーキンソン症状や遅発性ジスキネジアに苦しんでいる患者にとっては、それでも有効となる可能性があることに、アメリカ人研究者の何人かが気づかなかったら、失敗した薬剤治験の長いリストに加えられていたでしょう。アメリカ人研究者らは、定期的な間隔で患者の血液を検査すれば無顆粒球症を十分に早く見つけ、それが致命的になるのを防ぐことができることを発見したのです（クロザピンの服用を求められると、一週間か二週間ごとに血液検査を受けることになるのはこのためです）。一連の治験により彼らは、どのような種類の薬にも反応がなかった患者にとって、クロザピンが有効な治療となることが時おりあることを発見しました。

またしても製薬会社は、同様の効果を持つほかの化合物を急いで探し求めました。この数年間、数多くの**非定型抗精神薬**が市場に出てきましたので、患者は、そのうちの一つを摂取するよう求められる可能性があります。多くの精神科医は、これらの薬がより古い典型的な抗精神病薬よりも「（服用者に）優しい」、あるいは「耐えやすい」（つまり、副作用がより少ない）と信じています。なかには、より効果がある（つまり、幻覚や幻想に対して有効な可能性がより高い）と信じている精神科医がいます（しかし、この点については以下を参照）。

ほとんどの抗精神病薬は錠剤で服用されます。しかし、なかにはデポ剤として与えることが可能なものもあります。**デポ剤**では、二〜四週間ごとに（お尻の）筋肉に薬が注射されます。いったん身体に入ると、薬は次の注射がされるまで徐々にゆっくりと放出されます。患者の視点からすると、デポ注射の唯一の現実的なプラス面は、そのほうが便利であるということです——毎日、錠剤を服用するのを忘れないようにする必要がないからです。しかし、医師の視点からすると、おもなプラス面とは、通常デポ注射のほうが、薬の摂取をやめるのがはるかに難しくなるということです（もちろん、薬に対する深刻な有害反応が生じた場合には、これはプラス面というよりもむしろ医療問題となりかねません）。したがって、精神科医は、患者が薬の服用にためらっている様子が疑われるときには、デポ剤を受け入れるよう説得を試みることがしばしばあります。私たちの見方では、このアプローチでは、患者にとっても医師にとっても満足のいくことはまれであるように思います。結局のところ、患者は、定期的にクリニックの予約に姿を現すのを拒むだけでデポ剤を避けることもできるのです。

次の表10・1（デイビッド・ヒーリーの著書[31]の同様の表から引用）には、最も頻繁に処方されるいくつかの抗精神病薬と、その一般名と商品名を示しています。

表10・1　抗精神病薬の例

薬の一般名	イギリス商品名	アメリカ商品名	日本商品名
定型抗精神病薬			
クロルプロマジン	Largactil	Thorazine	ウィンタミン、コントミン
フルペンチキソール	Fluanxol/Depixol	(—)	(—)
ズクロペンチキソール	Clopixol	(—)	(—)
ペルフェナジン	Fentazin	Trilafon	ピーゼットシー、トリラホン
トリフロペラジン	Stelazine	Stelazine	トリフロペラジン
ペリシアジン	Neulactil	Neulactil	(—)
プロマジン	Sparine	(—)	(—)
ロキサピン	Loxitan/Loxapac	Loxitan	(—)
スルピリド	Sulpitil/Dolmatil/Sulparex	(—)	アビリット、ドグマチール
ハロペリドール	Serenace/Haldol/Dozic	Haldol	ハロペリドール
テトラベナジン	Xenazine	(—)	(—)
モリンドン	(—)	Moban/Lidone	(—)
非定型抗精神病薬			
クロザピン	Clozaril	Clozaril	クロザリル
リスペリドン	Risperdal	Risperdal	リスパダール
オランザピン	Zyprexa	Zyprexa	ジプレキサ
クエチアピン	Seroquel	Seroquel	セロクエル
ジプラシドン	(—)	Geodon	(—)
アミスルピリド	Solian	(—)	(—)
アリピプラゾール	Abilify	Abilify	エビリファイ
ゾテピン	Zoleptil	(—)	ロドピン

（日本の商品名は平成23年10月1日現在）

気分安定薬

精神科の薬の主要分類の二つ目は気分安定薬です。このタイプの最初の薬は炭酸リチウムであり、オーストラリア人内科医ブライアン・ケイドによって一九五〇年代に発見されました。ケイドは、偶然の重なりにより、この物質が注射されると動揺している患者に対して非常に高い安静効果を持つことを発見したのです。残念ながら精神科医と製薬会社は、ケイドの発見の後に続くのに手間取りました。おそらく彼が有名な研究者ではなかったからというだけでなく、専売権を与えられ得ない、自然に生成される成分から主要な利益を得る方法を製薬会社がまったく見出せなかったことが理由でしょう。こうした理由から、炭酸リチウムは、一九七〇年代になってようやく広く入手可能になったのです。それ以来この薬は、深刻な気分変動を持つ患者の治療のために広く用いられてきました（第1章で見たように、この問題を抱える患者は、**躁うつ病**、もしくは**双極性障害**と診断されることが多いのです。しかし、この薬は、深刻な気分の変動に苦しむ、どのような精神科の患者の治療にも用いることができます）。起こり得る可能性のある副作用には、震え、のどの渇き、頻尿、腎臓の問題、体重増加、下痢、発疹など皮膚の炎症、脱毛、疲労、緊張と落ち着きのなさ、集中の問題と頭痛が含まれます。炭酸リチウムは、血液中の濃度が高いと有毒になる可能性があり、濃度があまりにも低くなると無効となります。残念ながら、服用された薬の用量から血中濃度を予測することは困難です。そのため、この種の治療を受けている患者は、通常、定期的に血液検査を受ける必要があります。

近年、医師たちは、より効果的な気分安定薬を探し始めています。通常、てんかんの治療で用いられるいくつかの抗けいれん薬がこのような効果を持つ可能性が発見されたのです。現在、時おり患者に処方されることがある薬の例には、カルバマゼピン（日本商品名：テグレトール）、バルプロ酸（日本商品名：デパケン、セレニカ）、およびラモトリジン（日本商品名：ラミクタール）が含まれます。

抗うつ薬

抗うつ薬は、その名前が示唆するように抑うつ状態の治療にしばしば用いられます。この種類の薬の最も初期のものは、一九六〇年代初めに紹介され、その化学構造から三環系抗うつ薬として知られています。例えば、アミトリプチリン（イギリスではトリプチゾールやレンチゾール、アメリカではエラヴィルやエンデップ、日本ではトリプタノールやラントロン）、イミプラミン（イギリス、アメリカ、日本で、トフラニール）、そしてクロミプラミン（イギリス、アメリカ、日本で、アナフラニール）があります。これらの薬は、現在でもまだ用いられています。しかし、これらの薬は鎮静状態、睡眠困難、口の渇き、失神の危険がある低血圧、動悸、排尿困難、発汗、震え、かすみ目、および吐き気といった、副作用を生み出すことがしばしばありました。そのため、一九七〇年代後半になると、新しいクラスの抗うつ薬が新たに紹介されました。それは、セロトニン（気分の統制において重要な役割を担うと考えられている物質）という化学物質を用いる脳の部分に対する作用から、選択的セロトニン再取り込み阻害薬（ＳＳＲＩ）として知られています。最も有名なＳＳＲＩは、フルオキセチン（イギリス、アメリカではプロザック、日本では未承認）です。この薬は、いくつかの小説がそのタイトルで言及したほど大々的に宣伝されました。以来、多数の同様の薬が製造されてきました。例えば、パロキセチン（イギリスではセロザット、アメリカや日本ではパキシル）や、セルトラリン（イギリスではラストラル、アメリカではエフェクサー、日本ではジェイゾロフト）などがそうです。

実際のところ最近のエビデンスによれば、これらの新しい薬の効果は、より古い抗うつ薬と比べ服用の不快感は少ない（厄介な副作用の数と量がより少ない）ものの、効果の点では変わらないことがうかがえます。これらの新しい薬のなかには、その率は非常に少ないながら、患者が初めて服用したときに深刻な興奮を引き起こすという重大な問題がみられるものがありました。極めてまれにですが——患者があまりにも興奮し、ほかの人たちを攻撃したり、自殺を図ろうとする気持ちに駆られたりする、と示唆されたことさえあったのです。この問題については非常に異論が多く、ほとんどの製薬会社は、このような作用が生じることを否定するか、あるいはたとえ起こったとしても非常にまれであり、個々の患者に対するリスクは小さいことから心配に及ばないとするかのどちらかです。たしかに、この種の薬を服用しても、こうした副作用を経験しない人は大勢います。

抗不安薬

本書で簡単に触れる最後の薬のクラスは抗不安薬です。このクラスのうち最も一般的なものは、ベンゾジアゼピンとして知られています。そのなかには、ジアゼパム（イギリス、アメリカではバリウム、日本ではセルシンやホリゾン）や、ロラゼパム（イギリスとアメリカではアチバン、日本ではワイパックス）やアルプラゾラム（イギリスとアメリカではザナックス、日本ではコンスタン、ソラナックス）が含まれます。一九七〇年代初め、これらの薬は、持続的な感情の問題に苦しむ人たちに対する奇跡のような治療と考えられ、有害な副作用を引き起こすおそれは一切ないと信じられていました。これらの薬は、不安や抑うつの感情に苦しんでいる人たちに対して、家庭医により広く処方されたのです。

実際には、ベンゾジアゼピンは、薬をやめると不安や焦燥の感情に駆られることがしばしばあるということから、深刻な欠点を持つことがまもなく明らかになりました。そもそも医師らがこの種の薬を処方するようになったのは、まさにこれらの症状に対してであることが多かったのです。そのため、もう薬の服用をやめてもいいほど改善したと感じていた患者は、自分の問題が再発したと考えて薬の服用を再開し、まもなく自分が依存のサイクルに陥ってしまったことに気づくことがしばしばありました。結局、ベンゾジアゼピンなしで生活したいと願う患者たちを助けるために専門のクリニックを開設することが必要となったのです。

ここまでの内容は、何も、この種の薬が特定の状況下で有効となり得ない、と言っているわけではありません。短期的（二、三週間）ならば、これらの薬にはほとんど副作用はないからです。いざというときに不安を引き下げるためにこれらを用いることは可能です。最近では、急性の精神病エピソードの初期段階で患者が経験する激しい苦悩と焦燥を治療するために、これらの薬が、高用量の抗精神病薬（より従来から用いられている代わりの薬）よりも効果的である（しかも副作用という点からもずっと身体に優しい）可能性があることを示す根拠も現れてきています。

すでに述べたように、もしあなたが精神病の体験に苦しんでいるとしたら、抗精神病薬の服用を勧められる可能性が高いと思われます。しかし、医師があなたに気分安定薬か、抗うつ薬、あるいはベンゾジアゼピン、もしくはこれらのいずれかの組み合わせを処方することも考えられます（患者が、おもな四つのタイプの薬をすべて服用していることも珍しくありません――これは、その医師が「行き詰まり」を感じていることをしばしば意味します）。しかしながら、精神病患者に対して用いられるおもな薬物療法は抗精神病薬ですから、以後は、これらの薬に焦点を置いて話を進めていくことにしましょう。

抗精神病薬の事実

もしあなたが、自分の薬物療法について情報を得たうえで選択をしていこうというつもりならば、医師があなたのために処方した薬のプラス面とマイナス面を理解する必要があります。薬にはそれぞれ、その薬特有の効果と副作用の組み合わせを生み出す傾向がありますし、その効果や副作用をどの程度まで経験するかも、人によってそれぞれ異なる傾向があります。そのため、自分に処方された特定の薬について、できる限り多くを学ぶのは良い考えです。これをどのようにして行っていったらいいかについては、もう少し後で考えていくことにしましょう。とりあえず、まずは、抗精神病薬についていくらか一般的な情報を見ていくことにします。

抗精神病薬の利点

抗精神病薬が一部の患者たちに対して有益な効果を持つということは間違いありません。抗精神病薬を与えられている患者の大部分が、声が聞こえるとか、人を苦しめる普通でない信念（幻覚や妄想）といった困難からある程度解放されることは、これまでに多くの実験から納得のいく実証がなされてきました。正確な数を推定することは困難ですが、おそらく患者の約七〇％が、この方法で効果を得ています（もちろん、これは、患者の約三〇％には効果がなかった、という意味でもあります）。

しかし、この朗報には、二つの重要な点を考慮する必要があります。第一に、抗精神病薬から最大の利益を得るためには、精神病症状から完全に回復してからも、それらの薬を服用し続ける必要があるということです。予防投与療法として知られるこのタイプの治療は、数多くの実験でその明らかな代わりの方法である間歇《かんけつ》的治療と比較されてきました。間歇的治療では、患者はストレスを感じたときや調子の良くないときだけ薬を服用します。一般的には、予防投与療法を受けた患者は、間歇的治療を受けた患者よりも再発（症状の増大に苦しみ、結局、入院へと至る）の可能性がより低いことが明らかにされました（ただし、ある最近の研究では、間歇的治療でも、精神病の初発エピソードを経験している患者に対しては、予防投与療法とまったく同じくらい効果的である可能性があることが明らかにされています）。もしあなたが薬物療法を検討しているとしたら、この知見は重要な意味を持つことになります。つまり、最大の利益を得るためには、何年間にもわたってその薬を服用し続けなければならないかもしれないということです。もちろん、「何年間？」と尋ねるのは自然でしょう。しかし、残念なことに、既存の研究からは、抗精神病薬の服用を中断しても安全と思われる時期を示すものは何も得られていないのです。私たちの経験からすると、ほとんどの精神科医は、最近のエピソードから二年間程度が経ったら、抗精神病薬の用量をゆっくりと減らしていくことを進んで検討するようです。

抗精神病薬の副作用

抗精神病薬の効果についての二番目の考慮事項は、数多くの副作用があるということです。そのなかには、苦痛だったり、長期的な健康をおびやかしたりするものもあり得ます。これらの副作用について述べるのは、何もあなたを怖がらせるためではありません。かつては怖がらせたくないために、精神科医が抗精神病薬の一般的な副作用について患者に話すのをためらうことが時おりありました。しかし、もしあなたが薬物治療を試みるかどうかについて合理的な決断をしようと考えるなら、副作用について十分に情報を得る必要がある、と私たちは考えます。もちろん、抗精神病薬を服用する人の誰もがこれらの副作用をすべて経験するわけではありませんし、実際に経験したとしても幻覚や幻想に関連した苦悩と比べたら、まだ副作用のほうが耐えられると感じる患者が多いのです。

抗精神病薬の最も一般的な副作用を表10・2に示しています。表には、定型抗精神病薬と非定型抗精神病薬の副作用を挙げています。すべての人が、これらの副作用を同程度に経験するわけではないということを忘れないことが重要です。また、同じ副作用を経験したとしても、それにどの程度悩まされるかは、人それぞれ異なる可能性があることも覚えておくことが重要でしょう。苦悩の軽減という点で薬がもたらすプラス面を考えると、副作用など耐えるだけの価値が十分にあると感じる人もいます。その一方で、同じ薬を服用していてもその副作用を非常にわずらわしく感じ、その有益な効果にもかかわらず、むしろその薬なしですましたほうがいいと考える患者もいるのです。

自分が服用している具体的な薬について、起こり得る可能性のある副作用を理解しておくことが重要です。時おり医師と看護師は、副作用について患者に話をすると、その薬の服用をやめてしまうのではないかと恐れ、結局、話せないままでいることがあります。しかし、患者は通常あらかじめ副作用について警告されていたほうが、それに対してはるかに、自分から進んで耐えようという

表10・2　抗精神病薬の副作用

副作用	説明／コメント
錐体外路症状：これは，通常，定型抗精神病薬による治療の後に続いてのみ生じる。遅発性ジスキネジアは例外であり，薬物療法を中断すると消えるのが通常である。	
硬直と運動の減少	通常の動きが緩慢になること。極端な場合には，拘束された感じを導くことがある。ぎこちなさに至る可能性もある。
ジスキネジア	異常な動き。最も多くの場合，両腕，両手に影響が及び，微細な震えから「丸薬まるめ運動」として知られる手首の反復的な回転までさまざまである。両脚に影響が及ぶと，静座止が困難となることがある。
ジストニア	突然の筋肉のけいれん。通常は，続いても1時間未満である。両目に影響が及ぶと，目が上を向いてしまう眼球上転が生じることがある。顔の筋肉に影響が及ぶと，嚥下が困難になることがある。
アカシジア	重度の落ち着きのなさと焦燥感を伴う不快な主観的感覚であり，しばしば抑うつ状態を伴い，治療の最初の数日に経験されることが多い。
遅発性ジスキネジア	口と舌の見苦しい異常な動き。この副作用は，抗精神病薬を服用している患者の5～20％にみられ，薬の中断後も数カ月から数年にわたって持続することがある。
そのほかの一般的な副作用	
動機の喪失	抗精神病薬を服用している患者は，やる気を失い，感情が鈍くなるのを感じることがある。これが，人間関係や仕事の成功の低下を導く。
体重増加	体重の増加は，多くの抗精神病薬の深刻な副作用であるが，なかでもクロザピンとオランザピンの場合は特にそうであり，20kgの増加もまれではない。原因は定かではないが，食欲の増加と活動の低下が関係している可能性がある。体重の増加は，健康に対する長期的な影響をもたらす可能性がある。
糖尿病	糖尿病は，あらゆる抗精神病薬に伴って生じる可能性があるが，オランザピンとクロザピンの長期使用と特に関連がある問題である。この副作用は，体重の増加とは独立して生じるらしい（体重の増加は，それ自体，糖尿病のリスクを増加させる可能性がある）。

表10・2（続き）

副作用	説明／コメント
性的機能障害	性的機能障害には，男性の場合には勃起の維持不能を含み，大部分の抗精神病薬に一般的にみられる副作用である。
ホルモンの変化	クロザピンとクエチアピンは例外であるが，抗精神病薬は，ホルモンのプロラクチンの産生を増加させ，これが，乳汁分泌（母乳の産生），乳房腫脹（これは男性にも時おり生じる可能性がある），および女性の場合は，月経周期の乱れを招くことになる。
皮膚の問題	発疹が一般的にみられる。クロルプロマジンの場合，太陽に対して極度に敏感になり，やけどを防ぐために，日差しがさほど強くない日でさえ日焼け止めが必要となる。
鎮静作用	これは，高用量の場合に特に問題となることがある。
のどの渇き	水を過剰に欲するようになることがある。
てんかん	脆弱な人の場合，ひきつけが生じることがある。特に，非定型抗精神病薬による治療の後に生じる（まれ）。
まれな，生命に危険を及ぼす副作用	
悪性症候群	高熱と硬直から始まり，インフルエンザにかなり似ている状態。抗精神病薬治療を中断しない場合，致命的になるおそれがある。
心臓の問題	一部の抗精神病薬では，不整脈（心臓の異常な鼓動）の危険が生じる。
無顆粒球症	白血球の急増。これは，クロザピンと最も関連がある（2年間治療を受けた患者のおよそ1％に影響が及ぶ）。薬物療法を中断しないと致命的になるおそれがある。この理由から，クロザピンを服用する場合には，定期的に血液をモニターしていくことが必要となる。

気持ちになるものです。逆に、症状を経験しながらもそれが病気によって引き起こされたのか、それとも治療によるものなのか定かではないというのは恐ろしく、どうしてよいかわからなくなりかねません。

抗精神病薬治療に関するいくつかの神話

私たちはこれまで、抗精神病薬のおもなプラス面と副作用について考えてきました。しかし、抗精神病薬治療があなたにとって役に立つかどうかを決断するためにこの情報をどのように活用していったらいいかについての話し合いに進む前に、この種の治療に関するいくつかの重要な神話について取り上げる必要があります。その神話とは、多くの専門家にはもちろんのこと患者たちにも共有されているものです。

神話1：抗精神病薬とは、抗統合失調症薬である

精神医学のほとんどの教科書は、抗精神病薬を抗統合失調症薬と仮定して述べています。しかし、統合失調症というのは、精神病症状を抱える人たちに与えられる唯一の診断ではありません（第2

章で見たように、患者のなかには、経験する症状の組み合わせ次第で双極性障害、統合失調感情障害、または妄想性障害をわずらっていると診断される人もいます)。実際、これらの診断のどれか特定の診断であれば、ほかの診断であるより薬が有効に作用するというエビデンスはありません(結局のところ、クロルプロマジンについて最初に成功した治験は、躁病の患者に対して実行されたのです)。しかし、幻覚と妄想は、ほかの症状と比べて抗精神病薬治療が効く可能性が最も高いという根拠はあります。したがって、これらの症状に苦しんでいる人の場合は、薬物療法を考慮するのは理にかなっているでしょう。しかしそうでない場合は、再度よく考えてみたほうがよいかもしれません。

神話2：精神病症状を抱える患者のすべてに抗精神病薬が効く

統合失調症以外の診断を持つ患者のなかにも抗精神病薬が効く人がいる一方で、統合失調症の診断があっても抗精神病薬が効かない人もいます。おそらく、声や異常な信念を抱える患者の約四分の一は、抗精神病薬がまったく効かないでしょう。なぜこのような場合があるのかも、誰に効果があり、誰には効果がないのかをどうしたら予測できるのかも、本当のところ誰にもわかっていません。暗に示唆されることは、抗精神病薬は「試してから考える」を基本として使ってみるべきだということです（これらの薬が自分のプラス面になるのかどうかは、自分で明らかにする必要があるのです）。

神話3：新しい抗精神病薬のほうが、従来の定型抗精神病薬よりも有効である（症状の軽減により効果的である）

クロザピンの場合は例外かもしれませんが（ほかの薬が効かない患者の一部に効果があると信じる専門家もいます）、ある一つの抗精神病薬がほかのどの抗精神病薬よりも効果があるという根拠は何もありません。非定型薬のおもな利点は、それらがパーキンソン症状を引き起こさないということです。このような理由から、非定型薬のほうが、より古いタイプの薬よりも服用するのにさほど不快でないということはあるかもしれません。しかしながら、どの副作用が最も問題なのかについては、服薬をしている本人にしか決められないということを忘れないことが重要です。例えば、オランザピンといった、より新しい薬のなかには体重の増加、糖尿病および性的機能障害といった、目にはさほど明らかではないだけで、震えや硬直といったパーキンソン症状と同じくらい厄介な問題を引き起こすものもあります。

神話4：ある抗精神病薬が効かなくても、ほかの抗精神病薬が効くことがある

さらに重要なことに、ある抗精神病薬が効かない患者は、ほかのどのような抗精神病薬にも反応しない可能性があります。ただし、この場合もクロザピンはおそらく例外となります。試行錯誤によって最終的には効果的な抗精神病薬が見つかるだろうと願って、長年にわたり、際限なく連続して抗精神病薬を試すよう勧められてきた患者に遭遇することが非常に多くあります。しかし、科学文献は、この戦略には何の合理的な基盤もないことを示しています。暗に示唆されることは――もし四つ以上の異なる抗精神病薬を試し、その後、クロザピンを試しても何の効果もなかった場合、あなたはもうこの種の治療をほとんど確実に諦めるべきです。

神話5：高用量の抗精神病薬が時には必要なこともある

本章の前半で、抗精神病薬治療のパイオニアたちは、抗精神病薬の効果を得るためにはパーキンソン症状――したがって高用量の薬――が必要であると信じていたことについて述べました。信じられないことですが、このような考えは一九九〇年代初めになってようやく、薬の用量と抗精神病薬治療の反応とのあいだの関係に着目した最初の実験で検証されたのです。これらの実験の結果は、多くの精神科医にとって驚くべきものでした。なぜなら、低用量の抗精神病薬が高用量の抗精神病

薬と少なくとも同じくらい有効であることが実験から明らかになったからです。低用量治療の場合、引き起こされる副作用の数がより少ない可能性があることから、ほぼ必ず、高用量の治療よりも望ましいことでしょう。

神話6：複数の抗精神病薬の服用が必要となることもある

医師は、時おり複数の抗精神病薬を患者に処方することがあります。それはたいてい、患者が一つの抗精神病薬では効果が得られなかった場合です。このように複数の抗精神病薬を組み合わせると有効であるという根拠は何もありません。そのため、薬物療法の専門家は、通常、これに反対するアドバイスをします。時おりあることですが、医師が定型抗精神病薬と非定型抗精神病薬を同時に処方する場合があります。しかし、そのような診療は特に非合理的です。というのも、非定型抗精神病薬のおもなプラス面は、それが定型抗精神病薬に伴うパーキンソン症状を引き起こさないということだからです。にもかかわらず、定型抗精神病薬を同時に処方したなら、このプラス面は明らかに失われることになってしまうでしょう。

自分の薬の効果を理解する：情報を得る

カルビンは、自分が処方されている薬についてもっとよく知る必要があると決意しました。過去には、主治医と看護師が、彼の薬の効果と副作用について話をするのをためらっていました。しかし、彼の新しい精神科医であるスキナー先生ならば、もっと力になってくれると感じたのです。

尋ねられた際、スキナー先生は、抗精神病薬の効果と副作用について基本的な情報をざっと教えてくれました。しかし、十五分ほどしか時間がありませんでしたので、これではカルビンが必要とする情報をすべて提供するのに不十分であることは、スキナー先生自身わかっていました。「もっと時間があればいいのですが」と先生は言いました。「申し訳ありませんが、診察をお待ちいただいている患者様がほかにもいらっしゃるのです。もしよろしければ、またあらためて機会を設けることにしましょう。当面、どこか、ほかの、あなたが情報を得られるところをいくつか紹介しましょう」。スキナー先生は、デイビッド・ヒーリーの著書「精神科のくすりがよく分かる本：Psychiatric Drugs Explained」(31)の書誌情報を紙に書き記し、その本を図書館で借りるようカルビンに勧めました。

スキナー先生は、カルビンに薬の包みに同封された情報シートを読むようにも勧めました。カルビンは、新しい薬の包みをもらうたびにこのシートに気づいていました。しかし、わざわざそれを読んでみたことは一度もなかったのです。その日の午後、カルビンは帰宅するとそのシートを見つけ注意深くそれを見ました。彼は、それが非常に読みやすいことに気づき驚きました。かなり多くの情報が載っていたことから、カルビンは何回か読み直すことにしました。実際、それから数日間にわたり、彼はそのシートを取り出しては何度も勉強したのです。

結局、スキナー先生は、精神科の薬剤師との面談の予約を入れることにしましょう、とカルビンに言いました。「薬剤師は、薬の正真正銘の専門家ですよ」とスキナー先生は言いました。「実際、彼女は私よりも薬の影響について詳しいのです。私から彼女に、あなたに特別に会ってくれるよう依頼することにします。彼女から薬の作用を詳しく説明してもらえるようにしましょう」。


もしもあなたが薬を服用しているなら、薬の効果や副作用について明らかにできる場所はたくさんあります。たとえ主治医が非常に忙しく、あなたと薬について話し合う時間をあまりとれなかったとしても、カルビンのように、薬と一緒に渡される情報シートを読むことは可能でしょう（製薬会社はこれらのシートの提供を法的に求められています）。また、ほかの精神保健の専門家に相談することもできます（精神科薬剤師に相談したいと求めることは価値がありますが、あなたの地域でそのような薬剤師が利用できなかったとしても、精神科保健師といった、ほかの専門家があなたの必要とする情報を提供できるかもしれないことは覚えておいてください）。また、デイビッド・ヒーリーの著書「精神科のくすりがよく分かる本：Psychiatric Drugs Explained」[31]といった書籍を調べることもできます。その他、インターネットで自分の薬について調べることも可能です。ただし、注意していただきたいのは、インターネット上の情報は必ずしもすべてが正確とは限らないということです。

薬が自分の役に立っているかどうかを理解する

服薬を勧められたり、あるいはある程度の期間、薬を服用してきたけれどもそれがはたして本当に自分に有効に働いているのかどうか心配だったりする場合には、その薬の効果についての費用対効果分析をする必要があるでしょう。このエクササイズの目的は、その薬にはどのようなプラス面があるのかを明らかにし、その一方でそれらのプラス面をしのぐ有害な、あるいは苦痛をもたらす何らかの副作用があるかどうかをあなた自身で見つけ出すことです。良い精神科医や精神科看護師ならば、アドバイスや情報を提供することによって、この分析プロセスであなたの力になってくれるでしょう。

初めて抗精神病薬を服用しようという場合

通常、抗精神病薬が効果を現すまでには四週間程度かかると見なされています。もっとも、時にはもっと迅速に効果が現れることもあります。この期間に、不快な副作用の一部は（例えば、落ち着きのなさ、イライラ）は、軽減する傾向がある一方で、その他の副作用（例えば、無気力感や動機の欠如）は強まることがあります。残念ながら、この種の治療を受けている人たちのなかには、治療を受けて二、三日で、あるいは数時間でその効果をさっさと判断してしまう人がいます。現実的にいって、その薬のプラス面とマイナス面について何らかの意見を確立するためには、四～六週間はその薬をがんばって続けるよりほかに方法はほとんどありません。この期間には、次のことをするとよいでしょう。

◎その薬についての情報をできる限り多く手に入れる。

◎自分が経験するポジティブな効果とネガティブな効果については何でも日記につける。不快な副作用には、ポジティブな効果よりも気づきやすい傾向があります。例えば、体重が増加しつつあることには気づくかもしれませんが、ほかの人のことを恐ろしく感じていたのが徐々に減少しつつあっても、それに気づくのはより難しいことがあるのです。四週間がたったとき、最初に薬を処方されたときに自分がどのように感じていたかを振り返って考えてみることには意味があるでしょう。この期間に状況はあなたにとって改善したでしょうか？ 苦痛は減ったでしょうか？ いまでも声が聞こえているでしょうか？ いまでも同じくらい他人を恐ろしいと思いますか？

◎医師に話をしに行く前に、自分が何を言うつもりかを準備しましょう。尋ねたい質問は何でも書き出してください。不快な副作用を経験している場合は、それについてどのように医師に話をしたらいいかを考えておきます（友人の助けを借りるとよいでしょう）。薬の用量について心配な場合は、これについて話し合うことを恐れないでください。あなたが信頼する人に一緒に行ってもらうことを検討する必要もあるかもしれません。

抗精神病薬を服用してしばらくになる場合

患者のなかには、薬の保護的効果（つまり、再発を防ぐ傾向）に気づかないまま長期にわたってその薬を服用している人が大勢います。そして、突然、医学的なアドバイスにもかかわらず治療を中断して、突如、苦痛と混乱に陥った後に、このことに気づくことになる人が多いのです。逆に、誰も――患者も、医師も、看護師も――その薬がはたして有効かどうかを検討しようと考えなかったために、結局、不必要に長年にわたり薬を服用している患者もいます。あなたがどのような状況にあろうとも、時おり自分の薬物療法を見直すことには意味があります。

◎自分の薬物療法の経歴をメモ形式で書いてください。これは、時間軸に沿って大きな紙に書いてもいいでしょう。一年を数インチの長さで示し、そこに病院へ入院した、教育課程を修了した、引越しをした、新しい友人ができた、といった重要な出来事や達成を記していくことができます。あなたが精神科の薬を使い始めたのはいつか、薬が変更されたのはいつかを書き込みましょう。また、何らかの理由で薬を中断したことがあれば、それもすべて記録しましょう（薬の服用を必要ないと判断した時期が二、三年前にあったかもしれません）。書き終わったら自分のメモを見て、服薬の種類とあなたに起こったこととのあいだに何らかの関係があったかどうかを確かめてください。特定のタイプの薬を服用していたときに気分が悪化しましたか？　あなたは何のネガティブな結果もないのに薬をやめてしまいましたか？　それとも薬をやめる決意をし、その後すぐに調子が悪くなったことがこれまでにありましたか？　過去に薬をやめたことで事態が悪化したことがあったとしたら、その結果どうなりましたか？　仕事をしたり、あるいは友人とうまくやっていったりするあなたの能力は影響を受けましたか？

◎あなたが現在服用している薬について、できるかぎり多くの情報を得てください。明らかになっている副作用のリストを書き出しましょう（例えば、薬についてくる説明書きを読むなどして）。リストを最後まで見て、そのリストに挙げられている副作用のいずれかを現在、経験しているかどうかに着目してください。また、各副作用があなたをどれほどわずらわせているかにも着目してください（例えば、ゼロは副作用によってまったくわずらわされていないを示し、一〇は極めて苦痛に感じていることを示す、簡単な数字の尺度を使って表してみましょう）。

◎薬物療法の長所と短所のリストを書き出してください。その薬を服用し続けることのプラス面とは何でしょうか？　マイナス面は何でしょうか？

◎あなたの処方薬は、調整が必要かどうかについて考えてください。例えば、苦痛な副作用を経験しているのだとしたら、医師に用量を減らしてくれるよう頼むことは価値があるでしょうか？　薬があまり役に立っていないようであれば、薬を増量するか、もしくは別の薬に変えてくれるよう医師に頼むことには意味があるでしょうか？　心理学的治療といった、代わりの治療（薬以外の治療）について医師に尋ねることについてはどうでしょうか？

◎医師に話をする前に、あなたが言おうとしていることを準備してください。尋ねたいと思う質問は何でも書き出してください。不快な副作用を経験している場合は、それについて医師にどのように話をしたらいいかを理解してください（おそらく友人の助けを借りるとよいでしょう）。薬の用量について心配な場合には、恐れずにこのことを話し合ってください。

◎もしあなたが数年間にわたって薬物療法を受けてきて、長期にわたって調子良くやってきたとしたら、医師にその治療をやめるよう頼むことを恐れることはありません。初めて薬を服用したときとちょうど同じように、薬物療法をやめることも基本的に「試しにやってみる」かたちで行う必要があります。どのような効果であれ、それらが起こるときに観察していくことが必要です（以下を参照）。抗精神病薬は、再発のリスクを最小限にするために非常に徐々に（数カ月間にわたって）やめていく必要があることを覚えておいてください。

薬物療法をがんばって続けていく

服用しなければ、どのような薬物療法も有効でありません。残念ながらほとんどの人は、長期間にわたる薬の服用を極めて困難に感じます。薬の服用を忘れることは、あまりも簡単なことなのです。これは、内科の患者にとっても精神病の患者にとってとまったく同じくらい言えることです――抗生物質を処方された患者の多くは、気分が改善するとすぐに薬の服用をやめてしまいます。医師に勧められた期間が終了するまで薬を継続しようとしないのです。

薬を効果的に服用するためには、服薬が自分の生活にうまく組み込まれるような日課をつくっていく必要があります。実際にどのような日課を選択するかは、服用する薬のタイプによるでしょう。例えば毎日何錠の薬を服用する必要があるか、といったことによって変わってきます。次に二、三のヒントを挙げてみましょう。

◎たくさんの薬、特に一日に一回服用するものは、分包で出され、袋には日付が表記されています（例えば、それぞれの袋に、何曜日の分かが表記されています）。このようになっていると、うっかり薬を飲み忘れてしまった場合に気づきやすくなると考えられます（例えば、木曜日に袋を見たときにすぐ、水曜日の分の薬がまだそこにあることに気づくでしょう）。

◎医学的アドバイスに反して薬の量をさまざまに変えることは、決してしないでください。錠剤を服用している人が医師に相談せずに薬を増やしたり、あるいは減らしたりすることに決めてしまうことが時おりあります。例えば、私たちが知っているある患者は、夜、お酒を飲んだ後、薬を増量しました（お酒を飲んだことで薬が薄められてしまうと考えたのです）。かと思えば逆に、同じ状況で薬の量を減らした患者もいます（薬とお酒は相性が悪いとその患者は考えたのです）。このように薬の量を変えることは、医師が特にそうするよう提案したのでない場合、通常、適切な考えではありません。

◎毎日、同じ時間に薬を服用するように時間を調節してください。できれば、何か定期的にほかのことをする時間がよいでしょう。例えば、朝一番に錠剤を服用しなければならない場合には、歯を磨いた直後、もしくは朝の最初の一杯のコーヒーを飲む際に、つねにその薬を服用するようにしてはどうでしょう。このようにすれば、錠剤を服用するのが自動的な習慣となるでしょうから、忘れにくくなります。

◎薬の服用を忘れないようにするのに非常に苦労しているという人は、思い出すきっかけとなるものを自分に残しておくようにしてみてはどうでしょう。例えば、「もう薬を飲みましたか？」と書いた張り紙を洗面所の鏡の横にテープで貼っておいてはどうでしょうか？　また、薬をどこか妥当な場所に置いておくことも役立ちます。例えば、一日の最初のコーヒーと一緒に朝の錠剤を飲むことにしようと決めたのなら、コーヒーの瓶の隣に自分の薬を置いておくとよいかもしれません。

◎もしあなたが本当にどうしようもなく困っているとしたら、あなたと一緒に住んでいる誰かに、薬を飲むことをあなたに思い出させてくれるよう頼んでみてもよいかもしれません。

◎たしかに、何もかもすべての好条件がそろった世界なら、どのような薬であれ、処方された薬を指示どおりに服用することをきっと忘れないでしょう。しかし、間違いというのはしやすいものです。もしあなたが自分の錠剤のどれかを飲み忘れたら、どうしたらいいのかについて具体的なアドバイスを受けてください。たいていの場合、数時間の遅れまでならその時点で錠剤を飲んでも大丈夫でしょうが、それを過ぎたら次の薬の服用時間まで待つのが一番よいでしょう。薬の包みに同封されている説明書きのほとんどは、この件についてのアドバイスを示しています。

覚えておいていただきたいことは、もしも薬を規則正しく服用しなかったとしたら、その薬がはたしてあなたにとって効果的であるのかどうかを明らかにはできないだろう、ということです。ただし、これが難しいことであるということを認め、飲み忘れてしまったとしても自分自身を罰したりしないことが重要です。もしもあなたが薬に頼ることについて、あるいは定期的に服薬することへのスティグマについて心配しているとしたら、このような状況に置かれている人は、精神科の治療を受けている人たちに限らず大勢いることを覚えておくことが役立つかもしれません。継続的に、時には何十年間にも及んで、薬を服用する必要がある身体的な病気（高血圧のためなど）はたくさんあるのです。

数週間後、カルビンは、予約していた時間に精神科薬剤師に会いました。二人は、その薬剤師が働いている病院で会いました。薬剤師は、カルビンに三十分以上の時間を割いてくれました。彼女はまず、カルビンが持参した薬の包みを見て、彼が処方されたものを書き記しました。その後彼女は、それらの薬のそれぞれがどのような作用をするかを慎重に説明し、カルビンが説明を理解したことを確かめるために彼に質問をしました。

カルビンと薬剤師は、彼がどうしたら毎日薬を忘れずに飲むことはできるかについて話し合いました。彼は、朝に一錠と夕方早くにもう一錠飲む必要がありました。カルビンが歯を磨くことに関して極めて潔癖だったことから、彼と薬剤師は、朝の薬については歯磨きの後すぐに服用するのが最善であると決めました。一方、夕方の薬については、どうしたらいいかを決めるのが少々困難でした。というのも、カルビンは、夕食を取るための決まった時間というものがなかったからです。そこで彼は、試しに午後六時に腕時計のアラームをセットしてみることにしました。

その翌週、一週間のあいだカルビンは、朝の薬についてはつねに覚えていましたが、夕方の薬について三回忘れてしまいました。彼の腕時計のアラームは、音が十分ではないように感じられました。また、一度は、アラームが鳴っていると気がついたときには、家の外にいて薬を携帯していなかったこともありました。結局、カルビンは、夕食の際に薬を一緒に飲むことにして、食事時間のほうをもっと規則正しい時間にするよう努力することにしました。さらなる補助として彼は、自分のベッドの隣に覚書のメモを貼りました。寝る前に薬の包みを点検し、薬を服用したかどうかを確認することを思いつくようにするためです。これは、理想的な解決策ではありませんでしたが改善策ではありました。その次の週のあいだに、彼は、食事と一緒に薬を服用するのを忘れてしまったことが二回ありましたが、就寝時に思い出しそのときに薬を飲んだのでした。

薬をやめる決断

　精神病の問題のために薬物療法を受けている人たちのなかには、時おりその治療をやめるという決断をする人もいます。通常、医師らは、この決断を当の本人の「病識の欠如」を示す根拠として解釈します――つまり、病状が良くないためにこの治療が役立っていることを自覚できないでいる、と考えるのです。このことから医師らは、気持ちを入れ替えるよう患者に強制しようとすることがあります。多くの国々では、医師は患者に治療の継続を強要するための法的処置をとることが可能です（例えば、イギリスでは、自分自身または他者に対して危害を及ぼす可能性が高いと判断された患者は、強制入院させられる可能性があります。これは当人を病院に拘束することを医師に認める法的処置です）。

　実際には、薬が役立っているように思えないという理由から（すでに述べたように、抗精神病薬を服用している患者の約二五％におそらく当てはまるでしょう）、あるいは副作用があまりにも深刻でとても耐えられないからという理由で（これもまた、多くの患者にとって真実です）、薬の服用をやめると決意することのほうが、より一般的であることが研究から明らかになっています。したがって、完全に合理的な理由から薬なしで生活を試みてみたいと望んでいる患者にとっての問題は、こうした理由を医師が疑う、あるいは重視してくれないことが多いということです。必ずしもそういう場合ばかりではないということは強調されるべきですが、そのようなことが非常に多いということも確かです。

原則としては、精神病の治療を自主的に受けている人（つまり、強制入院させられているのではない人たち）は、治療を受けることを拒否することが可能です。しかし実際には、公然と拒否するためには、かなりの勇気と強靭さが求められます。なぜなら、患者が決意を変えるよう、医師と看護師がおそらく真剣に努力するだろうからです。それでももし、あなたがそうしようとするなら、そのときは次のようにしてみてはいかがでしょう。

◎前述したように、あなたの決断を、薬の長所と短所の慎重な比較分析に基づいたものとすることがベストです。

◎医師と一緒にあなたの計画について話し合うことがベストです。たとえ医師があなたの決断に共感的でないように思えたとしてもです（あなたの長所短所分析を医師らに見せるとよいでしょう）。医師の助けで、あなたは、何カ月かにわたって薬を徐々に減らしていく計画を立てることができるはずです。

薬を減らしながら、あなたの状態をモニタリング（観察）してください。抗精神病薬を服用している人たちのなかには、薬をかなり減らすことは可能なものの、少しは抗精神病薬治療をとらないとうまく対処できないことがわかる人もいます。たとえ抗精神病薬を完全にやめることはできなかったとしても、薬を減らしていきながら、不安や抑うつの感情、あるいはその他の症状がいつぶり返し始めるかに気づくことで、最適の用量を見つけることができるでしょう。そして、もしこのようなぶり返しが起こった場合には、非常にわずかに薬の用量を増やすと役立つことがあります。

◎生活のなかで多大なストレスを経験しているときに、薬を減らそうと試みることは賢明といえないでしょう。薬を減らしている最中に予想していなかったストレスを経験した場合には、さらなる薬の減少については延期することを考慮してください。

第11章 回復

精神保健サービスは、精神病からの回復の可能性についてあまり顧みないことがよくあります。それは、精神保健の専門家が精神病の予後（アウトカム）に対して悲観的な見解を持っているからですが、これは科学的な根拠と一致しません（第3章参照）。本章では、いかに回復が一つのプロセスとして、あるいは人生の再構築を含む、生きられた経験として見なされ得るかについて考えていくことにします。調査研究からは、回復が人によって異なる意味を持つことがうかがえます[32]。回復とは、明確な終点を持たない、漸進的で平坦でないプロセスです。一般に、予想し得ない転換点や画期的な出来事を含む段階を経ながら生じるものです。この調査研究は、回復の重要な領域には自己の再構築（自分自身を理解し、効力感を増すこと）、人生の再構築（人間関係を改善し、生活に積極的に参加すること）およびより良い未来への希望が含まれることを示唆しています。その点、認知療法はこれらの領域のそれぞれにあなたが取り組むうえで役立つに違いありませんが、取り組む方法はほかにもたくさんあります。

カルビンの回復への道のり

カルビンは、認知療法を通して学んだ戦略を用いるとともに、自分の声をめぐる恐怖を実際に検証してみることにより、ずいぶんと気持ちが楽になりました。セラピーは、カルビンが自分自身をより理解し、自分を狂っている人としてではなく、正常な人として見なせるようになるために役立ちました。これは、彼の自己評価にとって非常に重要なことでした。彼がセラピストと一緒に作成した定式化は、彼自身と彼の普通でない経験を理解し、それらを虐待の経歴に結びつけて理解する方法を提供しました。これによって彼は、自分の過去をある程度清算し、未来に対する希望を持つことができたのです。しかし、まだいくつか問題がありました。例えば彼は、自分の精神の健康の問題のせいで経験するスティグマや偏見、差別によって動揺し続けていました。

カルビンは、自分自身についてよりポジティブな見方を裏づける根拠を集めたり、成功経験（例えば、彼は薬の量を減らしてくれるよう精神科医を説得することに成功しました）を記録したりして、自己評価に関する取り組みを実行してきたのですが、これは、彼の回復のプロセスに貢献しました。彼は、現在のケアコーディネーターと良い関係にありました。彼は、そのコーディネーターを気に入り、信頼しています。また、地元のパブや、ヒアリング・ヴォイシズ・ネットワークグループの友人たちと親交を持ち、これらの人たちとの接触は、彼の社会生活を再構築するのに非常に重要なものとなっています。

カルビンは、同じ経験を持つ人たちと出会うためにヒアリング・ヴォイシズ・グループに参加しました。そのグループのおかげで彼は、不快な声に対処する困難についての話を共有することができ、それは有益に感じられました。彼はまた、精神科医療システムをめぐる良い経験と悪い経験についての話も共有することができました。精神保健システムの短所や、とりわけ医学モデルアプローチに対する自分の欲求不満やいら立ちを表明する機会は、カルビンにとって非常に重要でした。自分の見解を真剣に受け止めてもらえ、それに賛同してもらえるというのは、素晴らしいことだったのです。

彼は、人生に目標意識を持つことを重要と考えています。彼は、ヒアリング・ヴォイシズ・グループと地元のカフェでいくらかボランティア活動をしています。そのカフェは、サービス利用者と元利用者によって運営されています。この活動をすることで彼は、自分が社会に貢献をしていると感じることができるのです。彼は、精神科的問題を抱える人たちに対する社会の姿勢にポジティブな変化が生まれる可能性に楽観的であり、この変化を生じさせるためにヒアリング・ヴォイシズ・グループの活動をしています。彼はまた、経験の結果、自分がいかにポジティブに変わったかについてじっくりと考えることができます。ほかの人たちの問題に対してもより共感することができるようになり、人が強いストレスにさらされ、動揺しているときにどのような困難に直面するかについてよりよく理解することができるようになったのです。彼は、児童虐待が人に対してどのような衝撃を与えかねないかについて痛切に自覚しています。そのため、この件については、虐待が与える可能性がある影響についてほかの人たちがもっと自覚するようにするか、さもなければ将来の虐待を防ぐ方法を見つけるかのいずれかによって、何かしたいと願っています。彼は、虐待をされてきた子どもたちを保護するために捧げられるチャリティーに定期的に小額のお金を寄付しています。カルビンはまた、精神保健サービスが変わることを期待し、精神科病院に入院しているアフリカ系やカリブ系の若者たちを訪ねるボランティア活動をする計画も持っています。彼らに希望を与えるよう試みるためにです。

キャスの回復への道のり

認知行動療法は、キャスが自分の困難を理解し、迫害の脅威や恐怖をさほど感じないようにするのに使える戦略を学ぶうえで役立ってきました。彼女はまた、尋常でない考えを悪化させるうえでストレスがはたす役割を認識することも学びました。薬がもたらし得る利益を自覚するとともに彼女を動揺させ、自己評価を下げかねない副作用（例えば、体重の増加）についても自覚しています。彼女は、自分で自分の薬を変える戦略をとろうと決心し、ストレスを感じているときや、多くのやらなければならないことで自分の時間が取られてしまっているときには規則正しく薬を服用し、調子良く感じているときには徐々に薬の量を減らしています。これはうまくいっているように感じられ、それによって彼女は、自分が自分の治療に対して責任を負っていると感じることができています。そしてそのことが彼女の自己評価を上げることになったのです。

友人と家族は、キャスの回復のプロセスにとって特に重要に感じられます。徐々に子どもたちとの接触が増え、現在では毎週家族のために日曜日の夕食をつくるようになりましたし、彼女自身、それを楽しんでいます。またこのことよって彼女は、自分が良い母親であるように感じることができ、したがって自分自身についても良く感じることができるのです。彼女は、努めて忙しくし続けるようにしています。週に二回、エアロビクスのレッスンに参加し、泳ぎにも行きます。これにより彼女は、自分が健康であると感じることができますし、服薬の影響による体重の増加と闘う助けにもなっています。彼女は編み物が好きで、子どもたちのためにジャンパーやソックスをたくさんつくります（子どもたちはこれを、ありがたいようなありがたくないようなことと して経験しています）。忙しくし続け、生活のなかで価値のある意味ある役割を持つために、彼女はまた、週に一回チャリティーショップでボランティア活動もしています。さらに最近では十分に自信がつき、うまくパン屋で有給のアルバイトに申し込めるほどになっています。彼女は、これが将来、自己評価を高める源となり、新しい友人をつくるうえで役立つことを願っています。これらの多くのステップにより、キャスは、自分の生活が価値あるものと感じるようになったのです。

現在彼女は、自分を精神病患者のように感じるとき、次のことを思い出すようにしています。自分は自分の心の健康問題にうまく対処してきたこと、完全に薬に頼っているわけではないこと、時おりストレスを感じることはあるけれども独りぼっちではない、ということです。

あなたの回復への道のり

カルビンとキャスは、いまでもしつこい問題を抱えていますが、二人とも十分、回復しつつあることがおわかりいただけたかと思います。先にも述べたように、このプロセスは一人ひとり違ったかたちになります。おそらくそこには、成功だけでなく後退も伴ってくるでしょう（私たちのサービスの利用者であり、同僚であるマーティンとリズは、それをすごろく遊びにたとえています）。

体調を良く保つための戦略には、本書で学んだテクニックを生かすだけでなく、将来、問題が生じたらそれを理解できるように第9章で作成した定式化をつかうことも含まれます。友人や家族に話しかけたり、食事に気をつけたり、仕事やボランティア活動をしたり、趣味や運動をしたりすることも含まれるでしょう。あなた自身の回復を促す助けになるよう、これらの領域のいくつかで自分ができることを、もしかしたらセラピストやケアコーディネーター、友人、あるいは家族の助けを借りて、書き記すことが役に立つかもしれません。

回復に重要であると同定された領域のそれぞれについて考えるための時間をとってください。そして、自分の生活の質を改善したり、自分自身について学んだことのいくつかを思い出したり、あるいは自分自身に対する感じ方を改善するのに役立つと思われることで、思いつくことを何でも書き出してください。必ずしもすべての領域に関することを書く必要はありません。自分に関連があると思われる領域、またはあなたにとって重要と思われる領域に関する事柄を書き記すだけでいいのです。

自分自身に対する理解の向上

（1） 過去と和解する――あなたの過去の経験は、どのようなかたちで現在の状況と関係していますか？

（2）自分自身についての気づきの向上――あなたが自分自身について学んだ重要なことは何ですか？

（3）精神的苦痛が自分に与えるインパクトを理解する――ストレスや精神的問題はあなたにどのような影響を与えますか？

（4）　精神科治療の影響を理解する――精神保健システムや精神医学的治療はあなたにどのような影響をもたらしますか？

（5）　精神的苦痛に関する自分の経験の意味を理解する――あなたに起こってきたことをどのように理解しますか？

自分自身のエンパワーメント

（1）　知識の追求――自分の抱える困難に関してもっと知るために、何ができますか？

（2）　コントロール――自分の人生・生活や治療をもっとコントロールするために、何ができるでしょうか？

（3）自発性——自分の動機づけ（やる気）を高めるためにどうしたらいいでしょうか？

（4）自己評価——自己評価を向上させたり、維持したりするためにはどうしたらいいでしょうか？

（5）経験の共有と認め合い——あなたが信頼できる人たち、またはよく似た困難を経てきた人たちと自分の経験を共有できるようにするために、何ができるでしょうか？

ソーシャル・サポートの再構築

（1）ケアコーディネーターとの関係——あなたには、ケアコーディネーターがいますか？　ケアコーディネーターとの仲はうまくいっていますか？　あなたは自分のケアコーディネーターに何を望みますか？

（2）　人間関係／ネットワークを広げる――より多くの人たちに出会うために、あるいは新しい友人をつくるために、あなたは何をすることができるでしょうか？

（3）　家族のサポートを得る――あなたには家族がいますか？　あなたを助けるために、家族にできることがありますか？

（4） 自立支援を利用する――どこかほかにあなたが利用できる、支援の求め先はありますか？

生活スキルと自立の再構築――生活への積極的な参加の重要性

（1） 積極的に生活する――自分の生活をより興味深いものに、あるいはより変化に富んだものにするために、あなたは何をすることができるでしょうか？　新しい趣味、または興味の対象を育てることができますか？

（2）　思い切ってやってみる——あなたがかねがねやりたいと思っていながら、心配で試みることができなかったことは何かありますか？

（3）　生活に目的意識を持つ——生活をもっと有意義に感じられるようにするために、あなたはどうしていますか（どうすることができますか）？

（4）自主的な仕事や雇用の重要性——何かあなたが利用できる、仕事の機会がありますか？

変化のプロセスとしての回復

（1）個人的な変容と変化——自分の経験の結果、あなたはどのように成長しましたか？

（2）　自分自身に異議を唱える――あなたが自分自身について持っているネガディブな考え方に異議を唱えるために、あなたは何ができるでしょうか？

（3）　姿勢を変える――精神科の問題を抱える人たちに対する周囲の姿勢を変えるために、あなたには何ができますか？

（4）回復に関連し、精神保健サービスにあなたはどのような変化を望みますか？　そのことを誰か（セラピスト、もしくはケアコーディネーターといった人たち）と話し合うことは可能ですか？

　これらの領域について考え、本書全体を通して学んできた戦略を活用することで、うまくいけば、あなたは自分自身の回復の物語を生きることができるでしょう。もちろん、時には、後退するときもあるでしょう。ほとんど誰もがそうであるように、あなたもまた、ときどきは、深刻なストレスの時期を経験することがあるかもしれません。困難な瞬間には、回復とは明確な終わりのない旅路であることを思い出すことが役立つかもしれません。もちろん、同じことは、人生のかなりの部分についていえることです――年老いて人生の終わりギリギリのところにいるというならともかく、それを除けばおそらく、目指すべき目標も、求め、楽しむことのできる新しい経験も、つねにまだまだたくさんあるのです。

あなたがあなたの旅路で幸運であることを、また、あなたが自分にぴったり合った道を進み続けていけるよう本書が（ある意味、道路地図のように）役立ってくれることを、私たちは願います。

この後続いて最終章となりますが、そこでは、回復へ向けたあなたの道のりで力となってくれる可能性のある人びとと組織についてご紹介することにします。

第12章

援助をしてくれるのは誰でしょうか？

前章で述べたように、認知療法は、回復への道のりで役立つ強力なツールとなるでしょうが、同様に貢献し得るものはほかにもたくさんあります。この最終章では、あなたの回復への道のりの困難な側面について、どれほどの範囲の人びとがあなたを助けるために力となってくれるかについて考えていくことにします。あなたが助けを求める対象として考慮できるのは、例えば、家族や友人、ボランティア団体、自助グループ、そしてあなたがイギリスに住んでいるなら国民健康保険制度(National Health Service)のサービス、あるいは別の所に住んでいるなら、それに相当する精神保健サービスなど多種多様なグループに及びます。また、個人開業をしている臨床家から援助を受けることもできるかもしれません。例えば、あなたが住んでいる場所の病院ではなかなか利用できないとしても、料金を支払えば、個人開業の臨床家から特定の心理療法を受けることが可能な場合もあります。

理想的には、これらのなかで最も重要なグループは友人と家族でしょう。しかし、精神病を抱える人たちの多くは、友人や家族の多くとの接触を失っています。精神病を経験したことで連絡が保てなくなってしまうことが多いからです。ですから、あなたが孤立し、ほかの人たちとの接触が限られてしまっていることも考えられますし、精神病の陽性症状のいくつかがその一因となった可能性があります。あなたは、ほかの人たちを信頼できないと感じたことがあったかもしれませんし、ほかの人が一緒にいると症状が悪化したのかもしれません。あるいは、ほかの人たちがあなたと一緒に時間を過ごしたくないと思っている、とあなたは感じてしまったのかもしれません。

一方で、精神病に伴う陰性症状のなかには、社会的関係を維持する能力にも影響を及ぼすものがあります。例えば人によっては、友人関係を維持するための動機づけや関心がほとんど出てこないと感じる人がいます。もしこれが、あなたの経験したことだったとしたら、本書を通じて話し合ってきた戦略のいくつかが役立ってくれるのではないかと期待します。今こそ、いつのまにか音信不通になってしまっているかもしれない友人関係の一部を復活させたり、ここのところしばらく顔を合わせていなかった家族に連絡をしたりするときかもしれません。ひょっとしたら、新しい友達の輪を発達させるべく努力することについて、考える時期なのかもしれません。

できれば、例えば、精神保健分野で働いている人物、例えば、臨床心理士、看護師、ソーシャルワーカー、もしくは主治医が、この本をあなたに紹介し、さまざまな章の中の資料をあなたと一緒にやり終えてくれるとよいのですが。もしそうだとしたら、その人物は、明らかに、あなたがさらに多くの助けを求めることについて考えても良い相手となります。

あなたが手助けを求めて当てにできる人たちのリストをつくっておくと役立つでしょう。そのリストには、それらの人たちがどのような種類の助けを提供してくれそうかということを含めても結構です。できるだけ広く、包括的なものにするとよいでしょう。また、そのリストには、あなただけでなくあなたの友人や家族にも、例えば彼らがあなたの困難をいくらか理解できるよう手を貸すなどして、助けを提供してくれそうな人びとを含めてもいいかもしれません。誰でも結構ですので、あなたのケアにかかわっている専門家に話をし、現在および将来にわたって、彼らがどのような種類の助けを提供できると考えているか、また将来、何らかの危機が生じたときに彼らがどのように対応できるかについて聞いてみると参考になるかもしれません。なかには、もうすでに専門家と同意したケアプランを持っている人もいるかもしれません。そのような人は、そのプランにどのようなことが述べられているかを理解するとともに、自分のニーズが十分に記述されているかどうかを確認することが役立つでしょう。あなたはまた、事前指示書と呼ばれるものを作成しておきたいと思うかもしれません。これは、将来、あなたの調子が悪くなったときに、どのような治療を受けたいかについて明確に記したものです。

それでは次に、あなたのケアに関与している可能性がある人たちの種類について簡単にみていくことにしましょう。

ケースマネージャーまたはケアコーディネーター

ケースマネージャーというのは、十五名から二十五名ほどの人たちを担当することになっている精神保健ワーカーです。担当する人たちと定期的に会い、その人たちが必要とするさまざまなケアの側面をコーディネートします。ケースマネージャーは、例えば看護、ソーシャルワーク、精神医学あるいは臨床心理学など、その出身は、あらゆる専門分野に及ぶ可能性がありますが、最も一般的には看護師、ソーシャルワーカーおよび作業療法士です。なかには、例えば処方薬を提供したり、給付金の申込用紙の記入を手伝ったりして、直接サービスを提供するケースマネージャーもいます。

認知行動療法セラピスト

認知療法セラピストまたは認知行動療法セラピストは、本書に概説された戦略の多くを用います。

彼らは、これらの戦略の使い方を特別に訓練され、この形式のセラピーを提供する経験をより多く持つ人から定期的にスーパーヴィジョンを受けています。もうお気づきになっていると思いますが、このセラピーでは、出来事について私たちがどのように考え、これらの思考が私たちの気分と行動にどのように影響するかを強調します。認知行動療法を用いるセラピストは、それによりこれらの思考が入手可能な根拠を正確に反映しているかどうか、あるいはあなたの経験に対してほかに何か、考慮に値する代わりの解釈が存在する可能性があるかどうかを評価するのを助けるのです。認知行動療法セラピストは、あらゆる専門分野の出身であることが考えられますが、イギリスでは、臨床心理士もしくは精神科看護師であることが非常に多いです。

精神科保健師

精神科保健師というのは、地域で働く登録された精神保健領域の看護師ですが、精神科病棟で働いた何らかの経験を持つことが多いです。精神科保健師は、薬の投与（デポ剤の注射を含む）や患者の抱える困難の評価および患者の回復の進み具合を観察し、何らかの形態の心理学セラピーを提供することがあります。ただし、彼らがこうしたことのそれぞれをどの程度まで可能かは、人によって極めて多種多様です。本書の中でご紹介した戦略について認識している精神科保健師は多いでしょうが、認知行動療法の特別な訓練を経験した人は多くはないでしょう。

カウンセラー

カウンセラーは、問題に耳を傾け、あまり指導的ではないしかたで支援をします。一般にカウンセラーは、精神的なサポートを提供し患者が自分の問題を理解する助けをしますが、認知行動セラピストが用いるような具体的な種類の戦略を用いることはありません。この種の温かい支援的関係は、しばしば助けになりますが、カウンセリングは、精神病の問題については認知行動療法ほど効果的ではないようです。このような理由から、カウンセリングは通常、人生・生活上の危機に瀕している人や、あるいはそれほどではなくとも深刻な問題を抱える人たちに対しては使用を控えられます。

家庭医（一般開業医もしくはかかりつけ医）

家庭医は、患者の精神的健康の諸側面はもちろんのこと、全般的な身体的健康に責任があります。しかし、精神病問題の治療についての彼らの専門的訓練は、通常、限られています。そのため家庭医は、この種の困難を抱える人たちについては専門的精神医療サービスに紹介するのが通常です。

それでも優れた家庭医なら、専門家のサービスが関与することになってからも、例えば回復の進み具合を見守ったり、あるいは処方箋がきちんと繰り返されていることを確認したりするなどして、患者のケアに重要な役割を担うことができます。

作業療法士

作業療法士は、人びとが効果的に機能できるよう支援するための訓練を受けています。精神保健分野において、作業療法士は、しばしば患者の生活能力にかかわります。精神病を抱える人たちは時おり、ほかの人たちと効果的にやりとりする能力を失っていることがあります。あるいは自分自身を適切に世話することさえできないこともあります（極端なケースでは、身体を清潔に保ったり、自分で料理をしたりすることができないこともあります）。このようなことは、通常、長いあいだ孤立してきて、その結果、絶望し自分を不十分に感じるようになった後に生じます。作業療法士は、このような環境で失われた生活能力や社交スキルを取り戻すのを助けるうえで重要な役割を担うことができます。また、作業療法士のなかには、例えばケースマネージャーを担うなど、別のかたちで支援をする人もいます。また、認知行動療法といった特定の心理学療法のスキルを獲得した人もいます。

薬剤師

薬剤師は、薬の使用に関する専門家です。患者に直接薬を処方することはしませんが、さまざまな種類の薬の安全性や効果について医師にアドバイスをします。彼らは、さまざまな薬の副作用と、異なる薬が互いにいかに相互作用するかについて幅広い知識を持っています。薬剤師と会う可能性は、おそらく地元の薬局から薬を受け取るときが最も多いでしょうが、薬剤師のなかには、専門の精神科薬剤師として、主として精神科病院で働いている人もいます。

薬剤師は、医療のなかでおそらく最も真価を評価されず、また最も効果的に活用されていない専門職であろうと言われてきました。最近の薬剤師のなかには、直接患者と一緒に取り組み、患者の薬物療法について詳細な情報を提供し始めた人もいます。抗精神病薬を処方され、薬剤師と会って、自分の治療を最も効果的に受けるにはどうしたらいいか、またそれによっておそらくどのような影響を被ると考えられるかについてアドバイスを受ける機会を提供された場合、この機会を有効に活用するのは確実に良い考えでしょう。

精神科医

精神科医は、精神科的問題の診断と治療を専門とする医師です。ほとんどの環境で医師は、薬を処方することを許された唯一の人物です（ただしこれは変更の可能性があり、看護師およびもしかすると何らかのほかの専門職が非常に限られた環境で処方を許されることになるかもしれません）。したがって、医師は、患者の問題のあらゆる医学的治療に対して全体的な責任を負います。精神科医はまた、患者が改善してきているかどうかを確認するための評価を行い、患者の意思に反して病院への入院を認める決断に関与することもします。身体医学モデルに従い、患者が入院でもしていない限り、精神科医が頻繁に診察することは多くありません。治療の進み具合をモニタリングし、それに従って医学的治療を調整することに焦点を置いています。しかし、少数ながら心理学的治療を実践する時間をとる精神科医もいます。

臨床心理士

ほとんどの臨床心理士は、心理学の博士号の学位を持っています（訳者注：日本では修士または博士）。したがって、彼らは自らを「博士（ドクター）」と呼ぶ資格があるかもしれませんが、医師（ドクター）

と混同すべきではありませんし、彼らには（アメリカの少数の州を除き）薬を処方することはできません。その代わり、彼らは、患者が自分の困難を理解しそれに対処できるよう助けるために心理学的治療を用います。臨床心理士は、通常まず幅広いさまざまな情報を集めることから始めます。これは、患者にも納得のいく心理学的「定式化」（当人の問題と問題がいかに発達したかの説明）に達するためです。そのために、数多くのセッション（面接）が必要となることがあります。定式化は、その後、心理療法の計画を立てるために利用されます。治療は、非常に多くの場合認知行動療法となります。どのような心理学的治療であれ、効果的であるためには、心理士と患者とのあいだに温かく、協働的な関係が存在する必要があります。心理療法の期間はさまざまですが、典型的には、毎週、六カ月程度の期間にわたることが必要となります。

ソーシャルワーカー

ソーシャルワーカーは、人びとが家族やコミュニティーの中でポジティブな変化を遂げられるよう一緒に取り組みます。精神保健領域では、ソーシャルワーカーは患者の入院を認める決断をするにあたって医師と一緒に関与します。しかし、ソーシャルワーカーは多くの場合、自らを患者の代弁者として捉え患者の権利を守ります。ソーシャルワーカーは、精神保健チームのなかではケースマネージャーとして行動することがよくあります。彼らはまた、住宅供給や給付金も含め、一連の実際的な問題について支援やサポートも提供します。

あなたのケアには、これらの専門家の多くまたは全員が関係しているかもしれません。すでに示唆したように、ボランティアや自助グループから支援を受けることも可能です。精神的健康に問題を抱える人たちに支援を提供しようと努力している幅広いさまざまな民間組織が存在しています。これらの組織にアクセスする方法は、どの地域にいるかによってさまざまに異なります。しかし、イギリスでは全国的な組織がいくつか存在します。ここではそれらについて簡単に振り返りましょう。

ヒアリング・ヴォイシズ・ネットワーク（Hearing Voices Network）

ヒアリング・ヴォイシズ・ネットワークは、声が聞こえる人たちを支援するために献身的に取り組む素晴らしい組織です。このネットワークの目的は、声が聞こえることや幻視、身体感覚異常およびその他の普通でない体験に対する自覚を高め、これらの経験を持つ男性、女性および子どもたちに、その経験について一緒に自由に話をする機会を提供するとともに、こうした経験を持つ人が自分自身の方法でその経験を理解し、学び、そしてそこから成長しようとするのを助けることです。彼らは、イギリスの各地で数多くの自助グループを運営し、精神医療従事者や一般の人たちに声についてのトレーニングセッションを提供することもしています。声についての情報を提供する電話サービスも提供し、年に四回ニュースレターの発行もします。ヒアリング・ヴォイシズ・ネットワークには、彼らのウェブサイトから連絡が可能です（サイトについては表12・1参照）。

マインド（ＭＩＮＤ）

マインドは、自らを「イングランドとウェールズにおける有数のメンタルヘルス慈善団体」と称しています。その明言された目的は、精神科的問題を経験する人たちすべての見解、ニーズおよび野心を促し、差別に異議を唱えてソーシャル・インクルージョンを促すとともに、キャンペーンと教育を通して政府の方針に影響を与え、さらに患者のニーズを反映する良質のサービスの発展を促すことによって、彼らのためにより良い生活を創造することであるとされます。マインドは、メンタルヘルス問題を抱える人たちとその家族のために定期的な会議とトレーニングイベントを運営しています。マインドには、彼らのウェブサイトから連絡が可能です（サイトについては表12・1参照）。

リシンク（Rethink）

リシンクは、かつて全国統合失調症団体（National Schizophrenia Fellowship）として知られていた組織の新たな運営上の名前です。本書の執筆時点では、重篤な精神病のためのイギリスで最大の慈善団体です。リシンクは、重篤な精神病に影響を受けている人たちすべての生活向上を目的とします。さまざまな地域サービスを提供し、そのなかには就労プロジェクト、援助付き住宅、デイケア、悩み事相談電話、施設入所ケアと休息センターが含まれます。リシンクのサービスはすべて、人びとの自信を高めスキルを強化することによって、彼らが自分自身の生活をよりコントロールできるよう支援しようとします。リシンクには、彼らのウェブサイトから連絡が可能です（サイトについては表12・1参照）。

イギリス精神保健研究所（The National Institute for Mental Health in England：ＮＩＭＨＥ）

ＮＩＭＨＥは、二〇〇二年六月に創設されました。イギリス保健省によって設立された組織です。精神的苦悩を経験する、あらゆる年齢の人たちを対象に生活の質の向上を目的とします。ＮＩＭＨＥは、国民健康保険制度（National Health Service）を越え、地域の成育センターを通して機能します。

その主要目的の一つは、精神保健ケアに革新をもたらしたいと望むスタッフをサポートすることです。NIMHEには、ウェブサイトから連絡が可能です（サイトについては表12・1参照）。

セイン（SANE）

セインは、精神保健上の問題を抱える人たちのケアに関する社会一般の関心に応え、一九八六年に設立されました。社会一般の関心は、現在セインの最高責任者を務める、マージョリー・ウァレスによって執筆された一連の新聞記事によって触発されたものでした。その記事は、精神病に苦しむ人たちが放置されたまま、十分なサービスを利用できないでいる状態を浮き彫りにしたのです。セインのおもな目的とは、精神保健上の問題を抱える人たちとその家族に対する認識と敬意を高め、セイン研究のためのプリンス・オブ・ウェールズ国際センター（Prince of Wales International Centre for SANE Research）を通して重篤な精神病の進行に対する調査に着手するとともに、精神保健上の問題を経験している人たちとその家族に情報と支援を、またセインラインとして知られる電話サービスを通してケアを提供することです。セインには、彼らのウェブサイトから連絡が可能です（サイトについては表12・1参照）。

可能性のあるサポートと情報の最後の源は、インターネットです。ただし、心に留めて置くべき重要なことがあります。それは、インターネットサイトは誰でも立ち上げることが可能であり、質をコントロールするものは何もないことから、サイトによっては、無益な、あるいは過ちを導きがちな情報を提供するものがあるということです。しかし、先に触れた全国組織の多くは、非常に信頼できるウェブサイトを持っていますし、そのなかには、自分が経験している困難のいくつかを理解するうえで役立つ素晴らしい資料を提供しているものもあります。表12・1に、有益なインターネットサイトのリストをご紹介します。そのなかには、単に情報だけでなく、質問を投稿するためのメッセージボードを設けたり、そのための便宜を図ったりしているものもあります。場合によっては、これらのサイトを通して、同じような経験を経てきたかもしれない人たちからの支援を得られるでしょう。また、不安や抑うつといった情緒的問題のために、自助的に認知行動療法を行うために企画されたウェブサイトもあります。表12・1にご紹介するリストは、本書の出版時の最新のものですが、インターネットは急速に進歩していますから、将来、これらのアドレスが変化する可能性があります。

支援を求める際には、実際に支えとなる人を探すようにしてください。時として、何をすべきかについて独断的な意見を持つ人もいます。そのような人たちのアドバイスは役立つこともあります

表12・1　精神保健に関する情報を提供している組織

イギリス保健省（Department of Health） http://www.dh.gov.uk
リシンク（Rethink） http://www.rethink,org.uk
イギリス精神保健研究所（NIMHE） http://www.nimhe.csip.org.uk
セイン（SANE） http://www.sane.org.uk
国民健康保険制度ダイレクト（NHS Direct） http://www.nhsdirect.nhs.uk
イギリス行動認知療法学会（British Association for Behavioural and Congnitive Psychotherapies） http://www.babcp.org.uk
ヒアリング・ヴォイシズ・ネットワーク（Hearing Voices Network） http://www.hearing-voices.org
マインド（MIND） http://www.mind.org.uk
ムード・ジム（Mood Gym） http://www.moodgym.anu.edu.au

が、悩ませたり、甘い言葉で丸め込もうとしたりする姿勢は、通常、いやな感じを起こさせるものです。あなたがいったいどのような問題を抱えているのかにじっくりと耳を傾けたうえで、役立てることができるかもしれないさまざまな意見のすべてについて、一緒に話し合うための時間を進んでとろうとしてくれる人を、あなたの人間関係ネットワーク（および医療サービス）に見つけてみてください。

付　　録

私はどんな気持ちなのだろうか？

出来事(私は何をしているのだろうか？　誰と一緒にいるのだろうか？)
気持ち（私はどのような感情を経験しているのだろうか？）
この気持ちはどのくらい強いのだろうか？ 0　10　20　30　40　50　60　70　80　90　100

(訳者注：記入例が58頁にあります)

自動思考を突き止める

出来事	思考	気持ち	行動
何が起こりましたか？	何があなたの心をよぎりましたか？ 起こり得る最悪のことは何であると心配していますか？ この状況で，どのようなイメージ，または記憶が心に浮かんでくるでしょうか？ その考えを何％信じていますか？	あなたは何を感じていましたか？ それは0～100でいうと，どのくらいの強さでしたか？	あなたは何をしましたか？

（訳者注：記入例が67頁にあります）

思考の根拠リスト

思考：	確信度： 不安：
その思考を支持する根拠	その思考を支持しない根拠
あなたは今，この思考をどのくらい信じていますか？ あなたは今，どのくらい不安に感じていますか？ これは事実でしたか？　それとも単なる思考でしたか？ この経験について別の説明を考えることは可能ですか？	

（訳者注：85頁と同じ表です）

声についての解釈の根拠リスト

声についての解釈：	確信度： 不安：
その解釈を解釈する根拠	その解釈を支持しない根拠
いまはその解釈（思考）をどのくらい信じていますか？ あなたはいま，どのくらい不安ですか？ この体験に対するほかの説明のしかたはありますか？	

（訳者注：91頁と同じ表です）

解釈の根拠リスト

解釈	支持する根拠	支持しない根拠	確信度（%）	伴う感情（%）

（訳者注：91頁と同じ表です）

声の内容の根拠リスト

声の言う内容：	確信度： 不安：
声の内容を支持する根拠	声の内容を支持しない根拠

今は声の言うことをどのくらい信じていますか？ あなたは今，どのくらい不安ですか？ 声の言った内容は事実だったと思いますか？ どういうことだったかについて真実を反映するような，もっと正確な表現はありますか？

（訳者注：92頁と同じ表です）

バランスのとれた思考を見つけるための根拠の要約

自動思考を支持する根拠の要約	自動思考を支持しない根拠の要約
バランスのとれた見方	
バランスのとれた思考に対する確信度： もとの不安な思考に対する確信度： 現在の不安の強さ：	

（訳者注：99頁と同じ表です）

アプローチの長所短所分析

このアプローチを試すことの長所	このアプローチを試すことの短所

（訳者注：106頁と同じ表です）

実験シート

検証する思考：

思考の確信度（0 ～ 100%）：　実験前　　実験後

思考を検証するための実験	起こり得る問題	生じた問題に対処するための戦略	予想される結果	実際の結果	代わりとなる思考

（訳者注：131頁と同じ表です）

対処戦略を評価する

対処するために何をしていますか？	この対処戦略が持つ有益な側面	この対処戦略が役に立たない側面	代わりの戦略はありますか？

（訳者注：記入例が137頁にあります）

「古い」中核信念ワークシート

検証する「古い」中核信念＿＿＿＿＿＿＿＿＿＿＿＿＿＿＿＿＿＿＿＿＿＿＿	
この中核信念が必ずしもつねに100％真実とはいうわけではないことを示唆する根拠を，どのようなことでも以下に書いてください。あなたの中核信念に一致しないことを誰かが言ったか，あるいはしたことがありましたか？ あなたの中核信念に賛成でないことをうかがわせるようなことを誰かが言ったり，したりしたことがありましたか？　あなたの中核信念に一致しないことを指摘した人が，誰かいましたか？　その人たちは，何を指摘しようとしていたのでしょうか？	
1.	
2.	
3.	
4.	
5.	
6.	
7.	

（訳者注：164頁と同じ表です）

「新しい／代わりの」中核信念ワークシート

新しい，または「代わりの」信念＿＿＿＿＿＿＿＿＿＿＿＿＿＿＿＿＿＿ 　この新しい信念が正しいことを示唆するあらゆる根拠を以下に書いてください。この新しい信念に一致することを誰かに言われたり、行動で示されたりしましたか？　あるいは、この新しい信念に賛成であることを表明した人はいましたか？ 　あなたの新しい中核信念に一致する点を指摘してくれる人はいますか？　その人たちは何を指摘するでしょうか？

1.	
2.	
3.	
4.	
5.	
6.	
7.	

（訳者注：166頁と同じ表です）

定式化

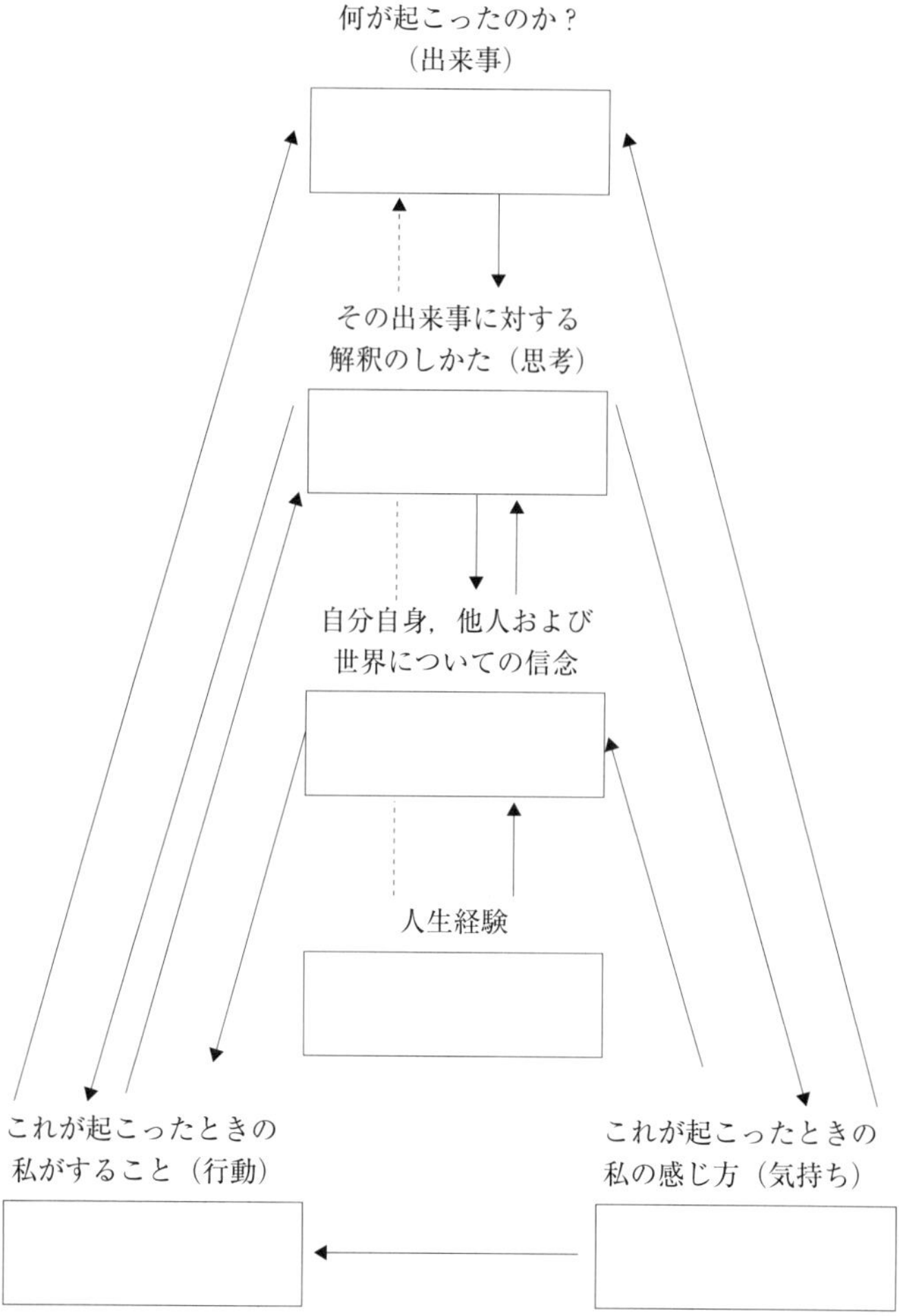
何が起こったのか？
（出来事）
その出来事に対する
解釈のしかた（思考）
自分自身，他人および
世界についての信念
人生経験
これが起こったときの
私がすること（行動）
これが起こったときの
私の感じ方（気持ち）

訳者あとがき

「精神病かな?と思ったときに読む本——精神病の認知行動療法リソース・ブック」の訳者あとがきを読み始めてくださってありがとうございます。本書をもう読んだ方、読もうかどうか迷っている方、両方おられるとは思いますが、この本を手にとってくださったあなたは、以下のどれかにあてはまる方かもしれないと想像しながら書いています。

○最近、奇妙な体験が続いていて、「自分は変になってしまったのかな?」、あるいは「精神病かな?」と心配している本人
○病院で「統合失調症(または統合失調感情障害、双極性障害、妄想性障害等々の精神の病気)です」と言われたけど、納得がいかない/よくわからない本人
○家族や大切な人が精神病である/精神病らしい
○精神病に関心がある
○認知行動療法に興味がある
○認知行動療法の専門家である

ご本人様（あるいは、家族、恋人など当事者の身近な方）へ

本書は英国で書かれた『Think You're Crazy? Think Again : A Resource Book for Cognitive Therapy for Psychosis（直訳：自分が狂っていると思う？　それなら考え直してみよう――精神病の認知療法リソース・ブック）』（Routledge, 2008）の全訳です。題名からもわかるように、「自分は精神病かな？」と思っている人向けに、奇妙な体験を理解し、対処するのに役立つことが知られている認知行動療法について書かれています。そうすると、これはつまり精神病の認知行動療法のセルフヘルプ本かな？　自習用の本かな？と思う方もいると思います。もちろん、精神病の認知行動療法がどんなものかを知るのにわかりやすい本ですから、自習用に大いに活用してみてください。でも、もしも、いくつかワークシートを記入してみて、「楽にならない」と思ったとしても、「だから自分には認知行動療法は向かない」というように、急いで決めてしまうのは待ってもらえればと思います。それは、以下のような理由からです。

理由1：認知行動療法で身につけるのは、思考や行動のスキル（技能）です。自転車の乗り方についていくら読んでも乗れるようにはならないのと一緒で、スキルを身につけるときは、練習が大切です。新しいスキルを身につけるときは、「最初はうまくいかない」方が普通なのです。コツは、繰り返すこと、あるていど時間をかけること、そして練習を手伝ってくれる人がいれば、ベストです。そのスキルの専門家からのアドバイスなら、一層、効果的です。結局のところ、プロ野球の選手だって、コーチにアドバイスをもらうくらいなのですから。初心者ならなおさらアドバイスが重要です。ですから、認知行動療法のスキルも、誰かと、できれば専門家と取り組むのがおすすめです。

理由2：精神病と身体の病気の大きな違いの一つは、精神病では、「自分が精神的に具合悪いことを自覚しにくい」ことです。身体の病気なら、どこかが痛かったり、震えたり、検査結果が悪かったりするときに、「それについて」脳で判断することができます。しかし、精神病では、脳の情報処理に問題が起きてしまっているときに、その調子を崩している同じ脳を使って判断しなくてはならないのです。認知行動療法は、そんな時に何が起きているのかを理解して、思考や行動を立て直すためのスキルではありますが、やはり脳も使いますので、軌道にのるまでは、じっくりと取り組むのがおすすめです。思考がまとまらない、眠れない、声がひどいなど、どうにも余裕がないときは、先に精神科に相談して、少し落ち着いてから取り組んだ方が、無理がないでしょう。

「結局、精神病ではなかったようだ」という方でも、この本で身につけた思考（認知）や行動のスキルは、生活のいろいろな場面で使っていくことができます。認知行動療法のやり方は、身につけると、精神病かどうかに関係なく、日々の不安、心配、困りごとにも、使える方法だからです。

認知行動療法の専門家や精神病に関心のある方へ

うつ病や不安障害への適用から始まった認知行動療法は、その適用範囲を広げ、現在では統合失調症をはじめとする精神病をもつ方々や、精神病の発症危険状態の方々にも提供されるようになりました。英国を中心に数々の臨床介入試験が行われ、その結果、現在では、英国、米国、カナダ等々、さまざまな国の統合失調症治療ガイドラインにおいて、認知行動療法は推奨される心理療法の一つとなっています。日本においては、認知行動療法の専門家がまだ多いとはいえないなか、「精神病の認知行動療法」の専門家はさらに数が少ない状況です。本書は、長年にわたり精神病の認知行動療法の臨床研究を実施してきた英国の専門家らが、精神病の認知行動療法の普及の一助とするべく、書き下ろしました。本邦においても、本書がそのような形で、役に立つことを願います。

本書は、英国で出版されてすぐに読み、わかりやすい本だと思っていた矢先に、来日したポール・フレンチ先生に出版の背景を聞いたことがきっかけで翻訳が決まりました。明るい空色の表紙は、原著とよく似たイメージになっています。

出版にあたっては、星和書店の石澤雄司氏、近藤達哉氏に大変お世話になりました。深く感謝いたします。

二〇一二年三月

菊池安希子

20. Greenberger, D. and C.A. Padesky (1995) *Mind over mood: a cognitive therapy treatment manual for clients*. New York: Guilford Press.
21. Beck, A.T., A.J. Rush, B.F. Shaw and G. Emery (1979) *Cognitive therapy of depression*. New York: Guilford Press.
22. Salkovskis, P.M. (1991) The importance of behaviour in the maintenance of anxiety and panic: A cognitive account. *Behavioural Psychotherapy*, 19: 6–19.
23. Wells, A. (1997) *Cognitive therapy for anxiety disorders*. London: Wiley.
24. Clark, D.M. (1999) Anxiety disorders: why they persist and how to treat them. *Behaviour Research and Therapy*, 37: 5–27.
25. Tarrier, N. (2002) Coping strategies and self-regulation in the treatment of psychosis. In A.P. Morrison (ed.) *A case book of cognitive therapy*. Hove: Brunner-Routledge.
26. Henquet, C., L. Krabbendam, J. Spauwen, C. Kaplan, R. Lieb, H.U. Wittchen and J. van Os (2005) Prospective cohort study of cannabis use, predisposition for psychosis, and psychotic symptoms in young people. *British Medical Journal*, 330: 11.
27. Gumley, A., C.A. White and K. Power (1999) An interacting cognitive subsystems model of relapse and the course of psychosis. *Clinical Psychology and Psychotherapy*, 6: 261–278.
28. Birchwood, M., J. Smith, F. Macmillan, B. Hogg, R. Prasad, C. Harvey and S. Bering (1989) Predicting relapse in schizophrenia: The development and implementation of an early signs monitoring system using patients and families as observers. *Psychological Medicine*, 19: 649–656.
29. Herz, M.I. and C. Melville (1980) Relapse in schizophrenia. *American Journal of Psychiatry*, 127: 801–812.
30. Gumley, A.I., M. O'Grady, L. McNay, J. Reilly, K. Power and J. Norrie (2003) Early intervention for relapse in schizophrenia: results of a 12-month randomised controlled trial of cognitive behaviour therapy. *Psychological Medicine*, 33: 419–431.
31. Healy, D. (2005) *Psychiatric drugs explained*, 5th edn. London: Elsevier.
32. Pitt, L., M. Kilbride, S. Nothard, M. Welford and A.P. Morrison (2007) Researching recovery from psychosis: A user-led project. *Psychiatric Bulletin*, 31: 55–60.

文　献

1. Bentall, R.P. (2003) *Madness explained: psychosis and human nature*. London: Penguin Books Ltd.
2. Strauss, J.S. (1969) Hallucinations and delusions as points on continua function: Rating scale evidence. *Archives of General Psychiatry*, 21: 581–586.
3. Grimby, A. (1993) Bereavement among elderly people: Grief reactions, post-bereavement hallucinations and quality of life. *Acta Psychiatrica Scandinavica*, 87: 72–80.
4. Tien, A.Y. (1991) Distribution of hallucinations in the population. *Social Psychiatry and Psychiatric Epidemiology*, 26: 287–292.
5. Posey, T.B. and M.E. Losch (1983) Auditory hallucinations of hearing voices in 375 normal subjects. *Imagination, Cognition and Personality*, 2: 99–113.
6. Romme, M. and A. Escher (1989) Hearing voices. *Schizophrenia Bulletin*, 15: 209–216.
7. Kingdon, D.G. and D. Turkington (1994) *Cognitive-behavioural therapy of schizophrenia*. Hove: Lawrence Erlbaum.
8. McGuire, P.K., D.A. Silbersweig, I. Wright and R.M. Murray (1996) The neural correlates of inner speech and auditory verbal imagery in schizophrenia: Relationship to auditory verbal hallucinations. *British Journal of Psychiatry*, 169: 148–159.
9. Verdoux, H., S. Maurice-Tison, B. Gay, J. Van Os, R. Salamon and M.L. Bourgeois (1998) A survey of delusional ideation in primary-care patients. *Psychological Medicine*, 28: 127–134.
10. Cox, D. and P. Cowling (1989) *Are you normal?* London: Tower Press.
11. Peters, E.R., S.A. Joseph and P.A. Garety (1999) Measurement of delusional ideation in the normal population: Introducing the PDI (Peters et al. Delusions Inventory). *Schizophrenia Bulletin*, 25: 553–576.
12. Garety, P.A. and D.R. Hemsley (1994) *Delusions*. London: Psychology Press.
13. Huq, S.F., P.A. Garety and D.R. Hemsley (1988) Probabilistic judgements in deluded and nondeluded subjects. *Quarterly Journal of Experimental Psychology*, 40A: 801–812.
14. Bentall, R.P., R. Corcoran, R. Howard, R. Blackwood and P. Kinderman (2001) Persecutory delusions: A review and theoretical integration. *Clinical Psychology Review*, 22: 1–50.
15. Peters, E., S. Day, J. McKenna and G. Orbach (1999) Delusional ideation in religious and psychotic populations. *British Journal of Clinical Psychology*, 38: 83–96.
16. Kraepelin, E. (1919/1973) *Dementia preacox and paraphrenia*. Huntington, NY: Kriger.
17. Beck, A.T. (1976) *Cognitive therapy and the emotional disorders*. New York: International Universities Press.
18. Morrison, A.P. (2001) The interpretation of intrusions in psychosis: An integrative cognitive approach to hallucinations and delusions. *Behavioural and Cognitive Psychotherapy*, 29: 257–276.
19. Morrison, A.P., J.C. Renton, H. Dunn, S. Williams and R.P. Bentall (2003) *Cognitive therapy for psychosis: a formulation-based approach*. London: Psychology Press.

索　引

あ

アウトカム ……………… 39, 228
アカシジア ……………………205
悪性症候群 ……………………206
安全行動
…………72, 73, 78, 125, 181
いじめ ………………………… 32
陰謀 …7, 9, 10, 25, 44, 82, 112
運動 ……………………141, 143
エクスタシー ………………… 32
エンパワーメント …………238

か

解釈バイアス ………………… 53
回復 ……………… 40, 139, 228
カウンセラー ………………253
代わりの見方
…………102, 105, 108, 109
関係妄想 ……………………… 26
間歇的治療 …………………202
感情が平板化 ………………… 37
感情の平板化 ………………… 55
記憶 …………………………… 51
記憶バイアス ………………… 53
気分安定剤 …………………196
気持ち ……………………54, 96
薬 ……………………………186
クロザピン ……192, 205, 206
クロルプロマジン ……190, 208
幻覚 …………………………… 10
幻視 ……………………… 10, 18
幻臭 …………………………… 10
抗うつ薬 ……………………197
抗けいれん薬 ………………197
抗精神病薬
…………170, 190, 192, 201
抗精神病薬治療 ……………207
行動 …………………………… 67
行動実験 ……………………125
抗不安薬 ……………………199
コカイン ……………18, 20, 32

さ

再発サイン …………………175
作業療法士 …………………254
させられ妄想 ………………… 26
思考 …………………………… 63
思考記録 ……………… 65, 178
自己評価 ……………………239
自殺 …………………………199
自助グループ …………139, 248
ジスキネジア ………………205
ジストニア …………………205
下向き矢印法 ………………159
実験 …………………………122

児童虐待 ……………………231
自動思考 ………………… 65, 83
死別 ………………… 18, 20, 32
集中困難 ……………………169
食事 …………………………141
神経遮断薬 …………………190
神話 …………………………207
推論スタイル ……………… 28
スティグマ …… 139, 223, 229
精神科医 ……………………256
精神病 ……………………… 9
精神病性障害 ……………… 9
性的機能障害 ………………206
性的虐待 ………………… 20, 32
セロトニン …………………198
前駆期 ………………………169
前駆期症状 …………… 169, 178
双極性障害 … 12, 15, 196, 208
創造性 ………………………146
ソーシャル・サポート ……240
ソーシャルワーカー ………257

た

対処 … 132, 134, 136, 138, 141
代替治療 ……………………146
大麻 ………………… 18, 20, 32
炭酸リチウム ………………196
遅発性ジスキネジア … 192, 205
中核信念 … 154, 159, 162, 164
調査 …………………………119
定式化 ……………… 181, 182
デポ剤 ………………………194
テレパシー ………………… 26
てんかん ……………………206
統合失調感情障害
…………………… 12, 15, 208
統合失調症 ………………… 11
糖尿病 ………………………205
ドーパミン …………………191
トラウマ …………………… 21
ドラッグ ……………………144

な

内言 ……………………………22
認知行動療法セラピスト …251
認知療法 ………… 47, 116, 172

は

パーキンソン症状 …… 192, 209
バランスのとれた思考
…………………………… 97, 101
ヒアリング・ヴォイシズ・ネットワーク ……………………258
被害妄想 ………………… 10, 24
非定型抗精神病薬 …………193
病識 …………………………225
副作用 ………………………203
不眠 ………………………… 32
ポジティブ思考 …………… 97

ま

マジックマッシュルーム … 32
無音声化 …………………… 22
無顆粒球症 …………… 193, 206
妄想 ………………………… 27
妄想型統合失調症 ………… 12

妄想性障害 ………… 12, 15, 208

や

薬剤師 ………………………… 255
幽霊 …………………………… 26
予防投与療法 ………………… 202

ら

利用者グループ ……………… 139
臨床心理士 …………………… 256

英字

LSD …………………… 18, 20, 32

〈訳者紹介〉

菊池安希子（きくち あきこ）

博士（保健学）、臨床心理士、精神保健福祉士

1966年、東京都に生まれる。

1995年、東京大学大学院医学系研究科保健学専攻博士課程単位取得済み退学後、明治学院大学非常勤講師、関東労災病院神経科外来臨床心理技術者、国立精神・神経センター精神保健研究所流動研究員などとして勤務。2002年、東京大学保健センター助手。2004年より国立精神・神経センター精神保健研究所司法精神医学研究部室長。2005年、マンチェスター大学臨床心理学科にて、ニコラス・タリア教授より精神病の認知行動療法を学ぶ。専門分野は司法心理療法、統合失調症の認知行動療法。著書：『専門医のための精神科リュミエール4 精神障害者のリハビリテーションと社会復帰』（分担執筆、中山書店、2008）、『統合失調症のための集団認知行動療法』（監訳、星和書店、2008）、『命令幻聴の認知行動療法』（監訳、星和書店、2010）など。

佐藤美奈子（さとう みなこ）

愛知県生まれ。1992年に名古屋大学文学部文学科卒業。現在は翻訳家としての活動のかたわら、英語の学習参考書・問題集の執筆にも従事。星和書店より訳書多数。

〈著者紹介〉

アンソニー・P・モリソン
マンチェスター大学臨床心理学科教授、およびボルトン・サルフォード・トラッフォード・メンタルヘルストラスト副部長

ジュリア・C・レントン
ベッドフォードシャー・ルートン・メンタルヘルス＆ソーシャルケア・パートナーシップトラストの上級臨床心理士

ポール・フレンチ
マンチェスター大学のリサーチ認知療法セラピストおよびボルトン・サルフォード・トラッフォード・メンタルヘルストラストの副部長

リチャード・P・ベンタール
バンゴール大学臨床心理学科教授

精神病かな？と思ったときに読む本

2012年4月17日　初版第1刷発行

著　者　アンソニー・P・モリソン，ジュリア・C・レントン，
ポール・フレンチ，リチャード・P・ベンタール
訳　者　菊池安希子，佐藤美奈子
発行者　石澤雄司
発行所　株式会社星和書店
〒168-0074　東京都杉並区上高井戸1-2-5
電話　03（3329）0031（営業部）／03（3329）0033（編集部）
FAX　03（5374）7186（営業部）／03（5374）7185（編集部）
http://www.seiwa-pb.co.jp

　Printed in Japan　ISBN978-4-7911-0806-0